GEDÄCHTNIS TRAINING

für Senioren

Dieses Buch gehört zu:

____

ISBN: 9798871714119

<u>EINFÜHRUNG</u>

Willkommen zu «Gedächtnistraining für Senioren», einem Buch, das entwickelt wurde, um Ihnen zu helfen, Ihr Gedächtnis zu stimulieren, Ihre geistige Agilität zu verbessern und dabei eine gute Zeit mit vielfältigen Spielen zu verbringen. Egal, ob Sie Senior sind, ein Erwachsener oder einfach nur jemand, der sein Gedächtnis und seinen Geist stärken möchte, dieses Buch ist für Sie gemacht.

Mit über 100 Seiten unterhaltsamer und vielfältiger Spiele bietet Ihnen dieses Buch eine breite Palette von Übungen, um Ihr Gedächtnis und Ihre Konzentration zu fördern. Die vorgeschlagenen Spiele umfassen Gedächtnisspiele, Worträtsel, Kreuzworträtsel, Anagramme, Sudoku, Allgemeinwissensfragen, Ausmalbilder, Rätsel, Logik- und Denkspiele, Rechenspiele und vieles mehr.

Jedes Spiel ist darauf ausgerichtet, sowohl unterhaltsam als auch herausfordernd zu sein, und die Lösungen sind am Ende des Buches enthalten, damit Sie Ihre Antworten überprüfen und Ihren Fortschritt verfolgen können. Darüber hinaus erleichtert das großzügige Schriftformat die Lektüre und Nutzung für Erwachsene und Senioren.

Insgesamt ist «100 Übungen und Gedächtnisspiele für Senioren» eine wertvolle Ressource für alle, die ihr Gedächtnis, ihre Konzentration und ihre geistige Agilität verbessern möchten. Tauchen Sie ein in diese vielfältigen und aufregenden Spiele, um Ihren Geist zu stimulieren und eine gute Zeit zu haben!»

NUTZUNGSHINWEISE

1- Planen Sie regelmäßig Übungssitzungen: Um die besten Ergebnisse zu erzielen, verpflichten Sie sich, Ihr Aktivitätsbuch regelmäßig zu verwenden. Planen Sie tägliche oder wöchentliche Übungseinheiten, um Ihr Gehirn zu trainieren und zu stimulieren.

2 - Starten Sie sanft: Wenn Sie nicht daran gewöhnt sind, Gedächtnisübungen zu machen, beginnen Sie mit den einfacheren Aktivitäten und steigern Sie allmählich die Schwierigkeit. Dies hilft Ihnen, Ihr Vertrauen aufzubauen und Ihr Gehirn auf größere Herausforderungen vorzubereiten.

3 - Nutzen Sie die Lösungen: Stellen Sie sicher, dass Sie Ihre Antworten zu jeder Übung mithilfe der Lösungen am Ende des Buches überprüfen. Dies hilft Ihnen, Ihren Fortschritt zu verfolgen und zu verstehen, wie Sie Ihre Fähigkeiten verbessern können.

4 - Haben Sie Spaß: Obwohl Gedächtnisübungen eine ausgezeichnete Möglichkeit sind, Ihre kognitive Leistung zu steigern, vergessen Sie nicht, dass das Hauptziel dieses Aktivitätsbuchs ist, Spaß zu haben. Genießen Sie jede Aktivität und jede Herausforderung, um neue Fähigkeiten und Aufgaben zu entdecken.

5 - Teilen Sie mit anderen: Wenn Ihnen Ihr Aktivitätsbuch gefällt, zögern Sie nicht, es mit Ihren Freunden und Ihrer Familie zu teilen. Sie können Gedächtnisspielabende oder freundliche Wettbewerbe organisieren, um Ihr Gehirn zu stimulieren und gemeinsam eine gute Zeit zu haben.»

A- Finde 4 Wörter, die mit **FA** beginnen:

FA...
FA...
FA...
FA...

B- Finde 4 Wörter, die den Buchstaben **D** enthalten :

.........................**D**...........................
.........................**D**...........................
.........................**D**...........................
.........................**D**...........................

C- Finde 4 Wörter, die mit **RER** enden **:**

....**RER**
....**RER**
....**RER**
....**RER**

Sudoku

Sudoku wird auf einem 9 x 9 Gitter gespielt. In den Reihen und Spalten gibt es 9 'Blöcke' (bestehend aus 3 x 3 Feldern). Jede Zeile, Spalte und jeder Block (jeweils 9 Felder) muss mit den Zahlen 1-9 gefüllt werden, ohne dass sich eine Zahl in der Reihe, Spalte oder im Block wiederholt.

A -

		9	4	8	5	7		3
							5	4
					3	9		
	4				9		7	2
7	5	2			4			8
								5
	9							
		1	6				3	9
			3	9	1	5		7

B -

			8				2	
			4	1			3	5
8		1	2					6
6			9	2	8			
	1					7	6	
				6		5		
2		7	6		9		8	
	3		1	8			5	
	8			7	3	2		

Wortsuche

F	E	L	F	A	O	E	E	A	G	Z	B	B	M	W	R
E	L	J	K	Y	B	F	P	H	M	E	U	C	U	I	T
I	L	S	G	L	A	L	S	D	C	N	N	U	U	I	E
F	Ü	R	Ö	S	O	B	E	X	C	O	L	I	E	Q	N
V	H	W	S	T	T	E	R	A	H	C	P	K	U	R	F
U	E	A	R	R	Ä	M	I	P	W	V	G	R	N	S	I
G	D	W	J	A	S	T	A	Y	W	I	Q	M	L	B	L
E	U	A	E	L	P	H	I	S	T	K	Z	L	O	K	A
U	Ä	R	H	U	J	H	E	L	S	J	E	G	C	M	D
V	B	V	C	D	W	W	A	B	A	I	R	O	I	S	E
I	E	L	I	O	M	H	N	Q	R	N	E	U	C	W	W
I	G	U	T	M	H	K	M	A	C	N	O	R	Y	U	D
I	K	R	S	C	E	R	G	O	N	O	M	I	E	M	T
K	R	X	A	S	C	H	W	E	L	L	E	U	G	N	A
U	L	N	P	P	V	Y	U	U	I	K	T	A	P	E	U
T	I	E	K	H	C	I	L	T	N	E	S	E	W	K	R

CHARETT, ENFILADE, ERGONOMIE, FASSADE, GEBÄUDEHÜLLE, GENIUS, GEWÖLBE, LOCI, MASSIEREN, MODULAR, POCHE, NACHHALTIGKEIT, PASTICHE, REGIONALITÄT, SCHWELLE.

  Finde den Eindringling

1-	Enten	Schwan	Pinguin	Möwe
2-	Fußball	Tennis	Golf	Schwimmen
3-	Frühling	Sommer	Herbst	Woche
4-	Klavier	Gitarre	Schlagzeug	Cello
5-	Rot	Blau	Gelb	Katze
6-	Student	Lehrer	Bibliothekar	Klempner
7-	Daumen	Zeigefinger	Augenbraue	Ringfinger
8-	März	April	Mai	November
9-	Computer	Stift	Tablet	Telefon

 Verbinde die Gegensätze

Groß	Alt
Hell	Kalt
Heiß	Dunkel
Jung	Klein
Dick	Langsam
Vorwärts	Leise
Schnell	Schwach
Laut	Unten
Stark	Rückwärts
Oben	Dünn

 Verbinde die Synonyme

Glücklich	Wohnung
Schnell	Speisen
Essen	Rasch
Haus	Froh
Schön	Werk
Kalt	Eisig
Buch	Hübsch

Finde die richtige Anzahl von Quadraten

?

?

?

1- alles zu seiner..

2 - alte Freunde, alten Wein und alte..

....

3 - die Feder ist mächtiger als..

4 - die Sprache eines Volkes..

5 - es ist nicht alles Gold, ...

6 - früh steh auf, ...

7 - halt dich rein, ...

8 - jeder ist Herr in ....

9 - keine Rose ohne..

10. kurze Abendmahlzeit..

Nehmen Sie sich Zeit, um jedes Bild unten sorgfältig zu beobachten und zu merken.
Drehen Sie dann die Seite um fortzufahren.

ROT	(Kreis)	(Sonnenbrille)	**?**
(Umschlag)	(Sonne)	**BERLIN**	(Huhn)
(Schmetterling)	(Maus)	**1062**	(Quadrat)
LUDWIG	**¿**	(Haus)	(Palme)

  Gedächtnis (FORTSETZUNG)

Rufen Sie sich Ihre Erinnerung auf,
um so viele Felder wie möglich auszufüllen

 Sätze durcheinander geworfen

Setzen Sie die Sätze in die richtige Reihenfolge :

1 - spät als nie. lieber

....

2 - das Eisen schmieden, man soll solange es heiß ist.

....

3 - Gold im Morgenstund hat Mund.

....

4 - an einem Tag erbaut Rom ist nicht worden.

....

5 - Tugend besteht. Schönheit vergeht,

....

6 - macht den Übung Meister.

....

7 - Morgen, was du verschiebe nicht auf heute kannst besorgen.

....

8 - kannst besorgen was du heute, auf Morgen. das verschiebe nicht

....

9 - nicht lernt, lernt Hans was Hänschen nimmermehr.

....

Ordnen Sie die Wörter in der Liste in alphabetischer Reihenfolge und finden Sie das ungerade heraus.

Blume - Gras - Eiche - Rose
Tulpe - Farn - Kaktus - Birke - Kolibri
Lilie

1.	6.
2.	7.
3.	8.
4.	9.
5.	10.

Der Eindringling : ....

Finde 11 Unterschiede

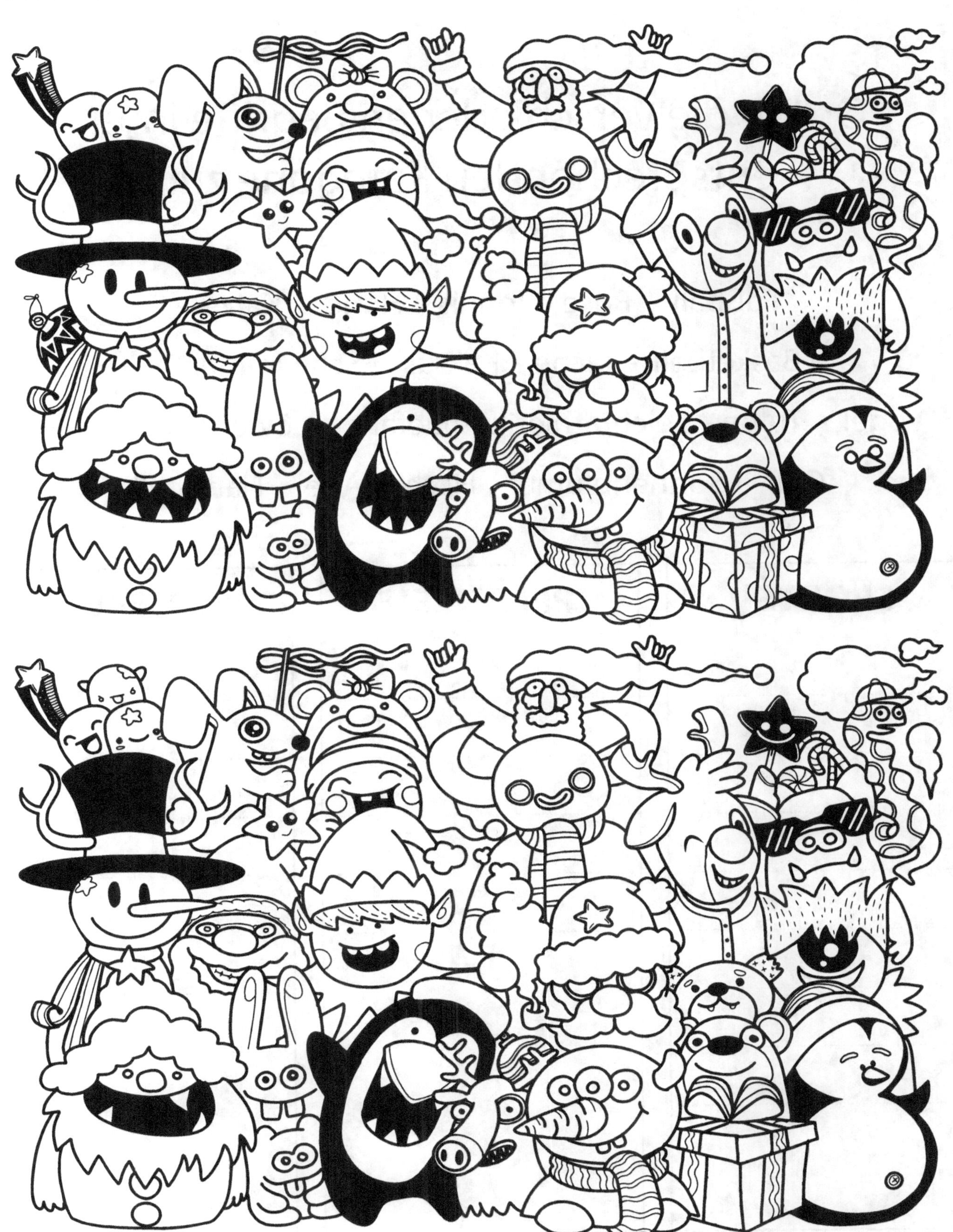

 Kategorisieren

Ordne die verschiedenen Begriffe ihrer entsprechenden Kategorie zu

Fußball - Rose - Tennis - Hund - Katze -
Basketball - Eiche - Kaktus - Schwimmen -
Vogel - Tulpe - Leichtathletik - Elefant - Löwe - Volleyball -
Golf - Sonnenblume - Fisch - Affe - Handball

SPORTS	PFLANZEN	TIERE

   Shikaku

Die Regeln sind einfach. Sie müssen das Gitter in rechteckige und quadratische Stücke unterteilen, so dass jedes Stück genau eine Zahl enthält, und diese Zahl repräsentiert die Fläche des Rechtecks

①

8		2	4		2
		2	3		
			3		
2		2	6		
2					

②

		6		4		3
3			2			
2		2			2	
4		2	4			2

③

4		4		6	2
6					4
		8			
2					

④

6				2	6
		6			
				3	
2		4			
4					
		3			

ÜBUNG NR. 15 — Labyrinth (A)

Finde den Ausgang

Eingang

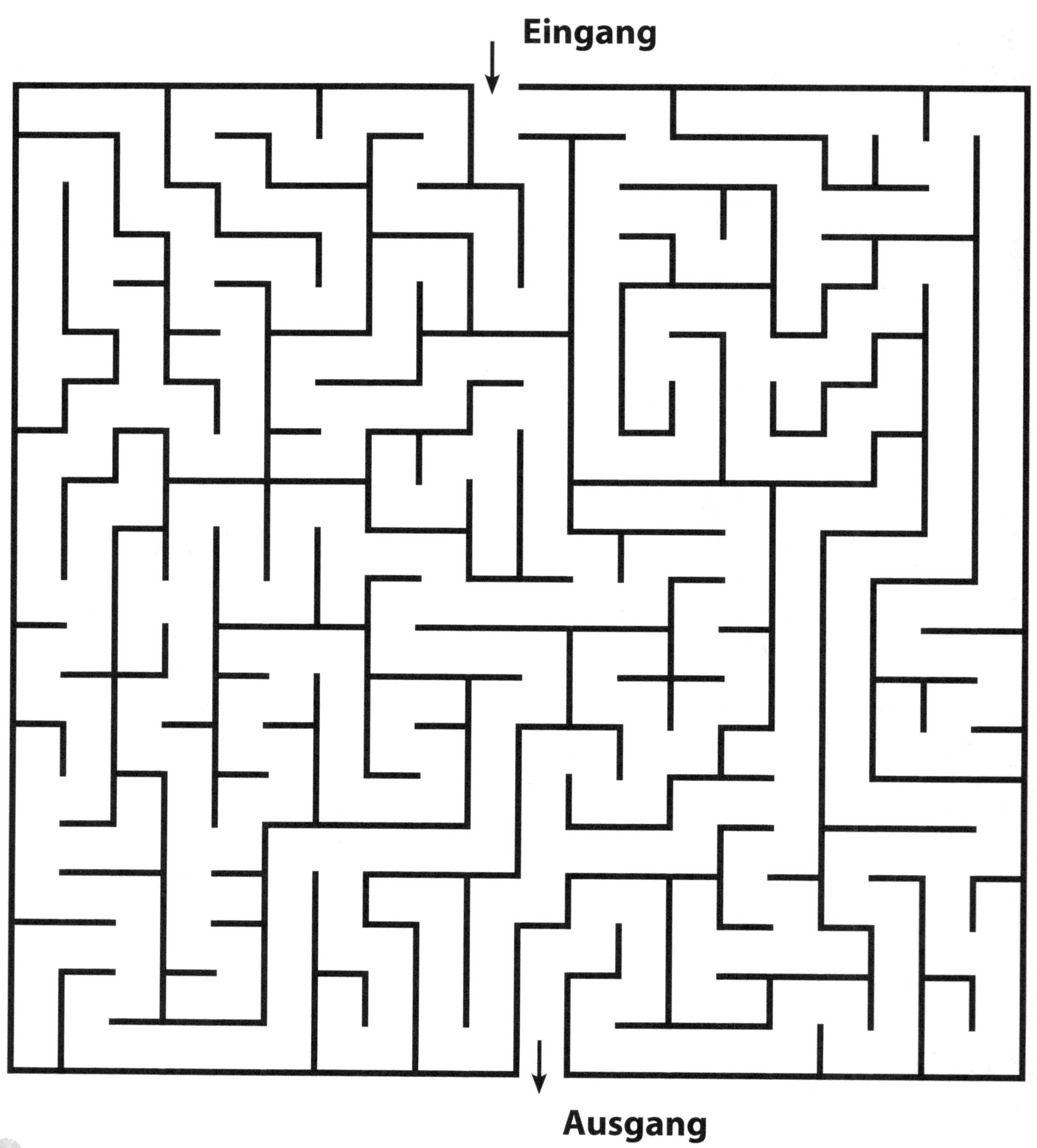

Ausgang

Additionspyramiden

N° 1

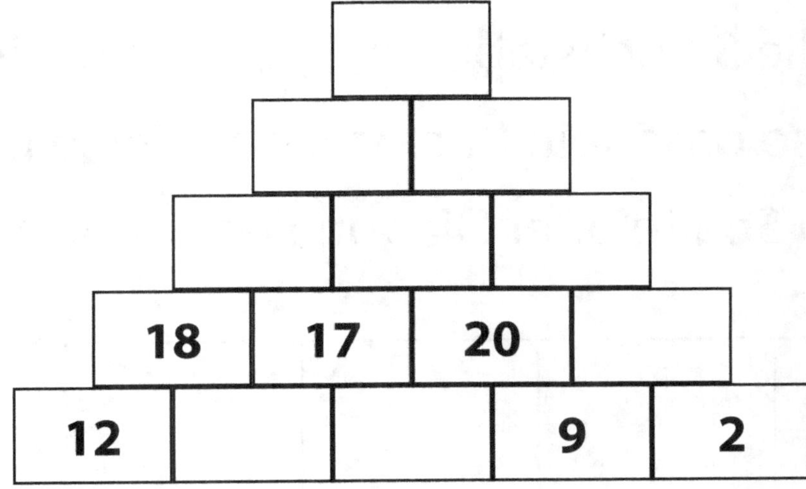

N° 2

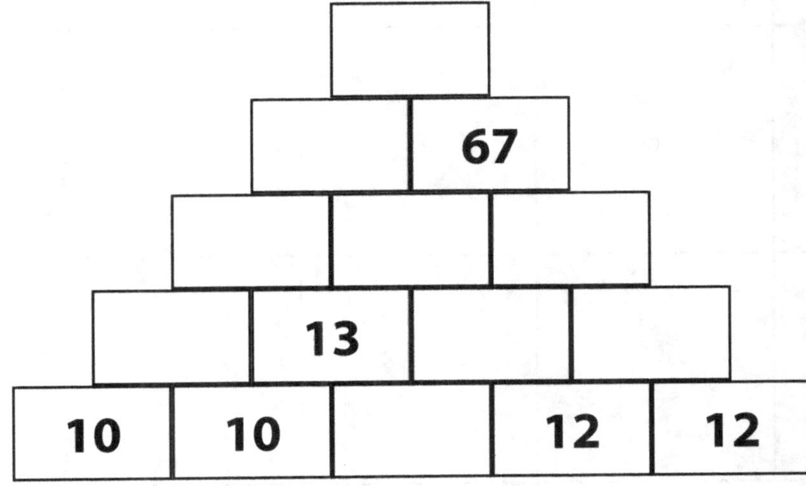

N° 3

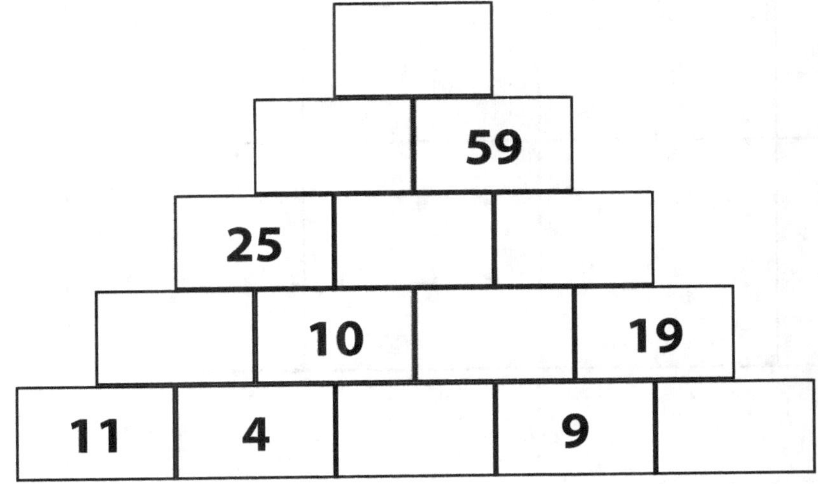

Logik / Nachdenken

Platziere die 5 Buchstaben A, B, C, D und E in diesem Quadrat, so dass kein Buchstabe in derselben Zeile, derselben Spalte oder Diagonalen wiederholt wird.

Natürlich, hier sind 15 Wörter, die mit '**Th**' beginnen

1 - Th..

2 - Th..

3 - Th..

4 - Th..

5 - Th..

6 - Th..

7 - Th..

8 - Th..

9 - Th..

10 - Th..

11 - Th..

12 - Th..

13 - Th..

14 - Th..

15 - Th..

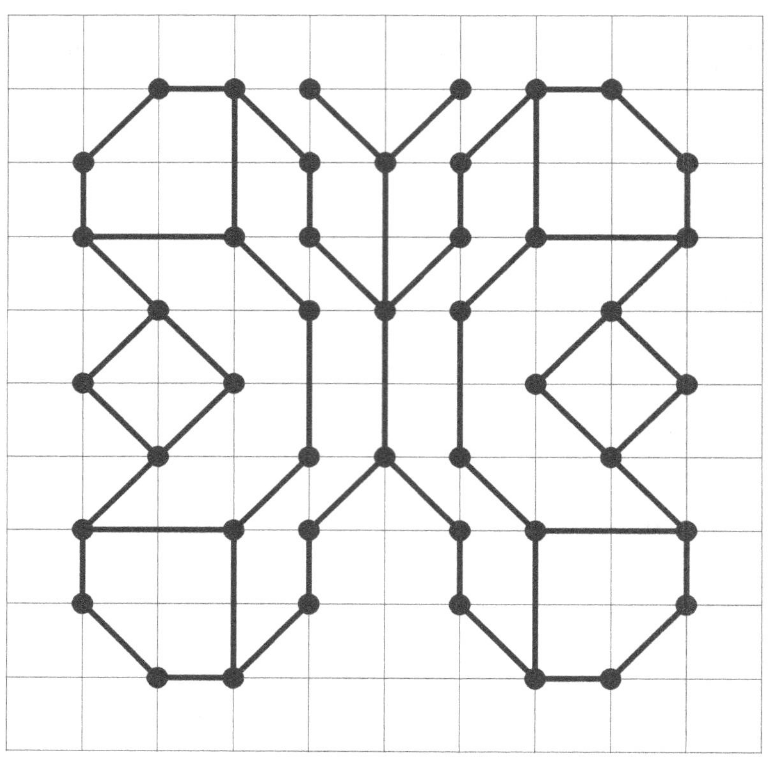

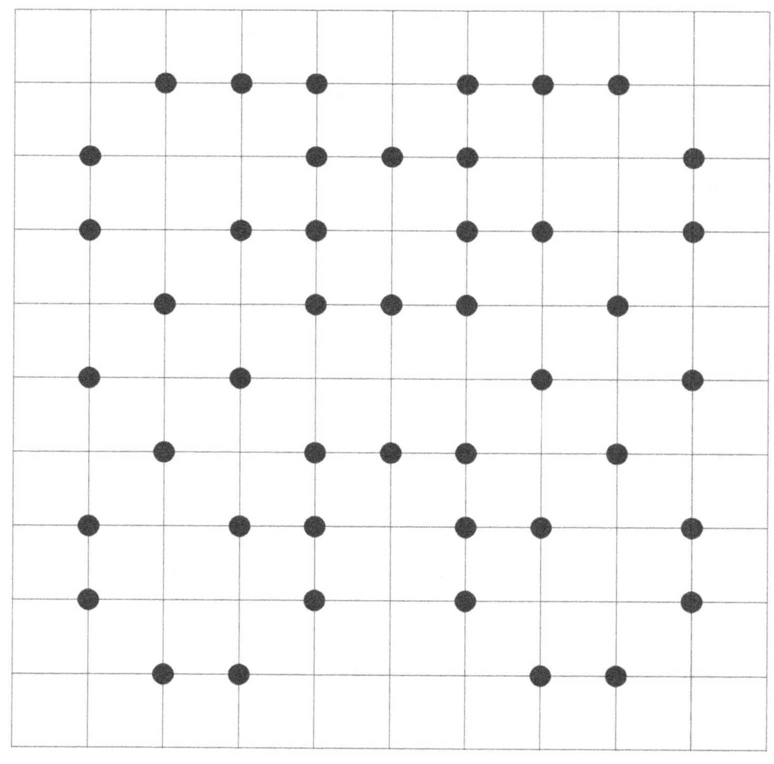

ÜBUNG NR. 20 Beobachtung

Beachten Sie das Bild und umkreisen Sie die geforderten

Zeichnungen

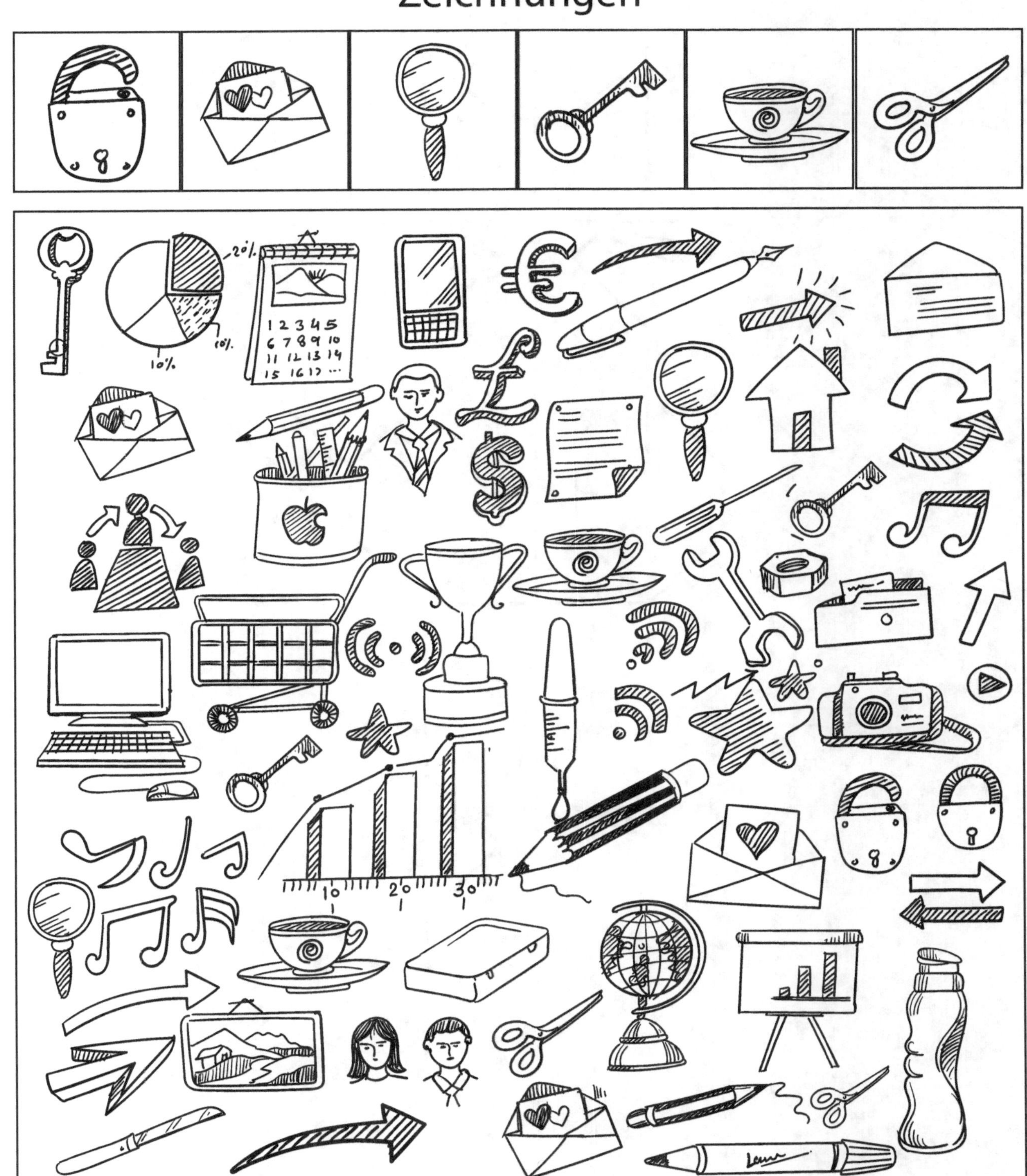

Gitterbild nachzeichnen

Zeichnen Sie die Abbildung nach

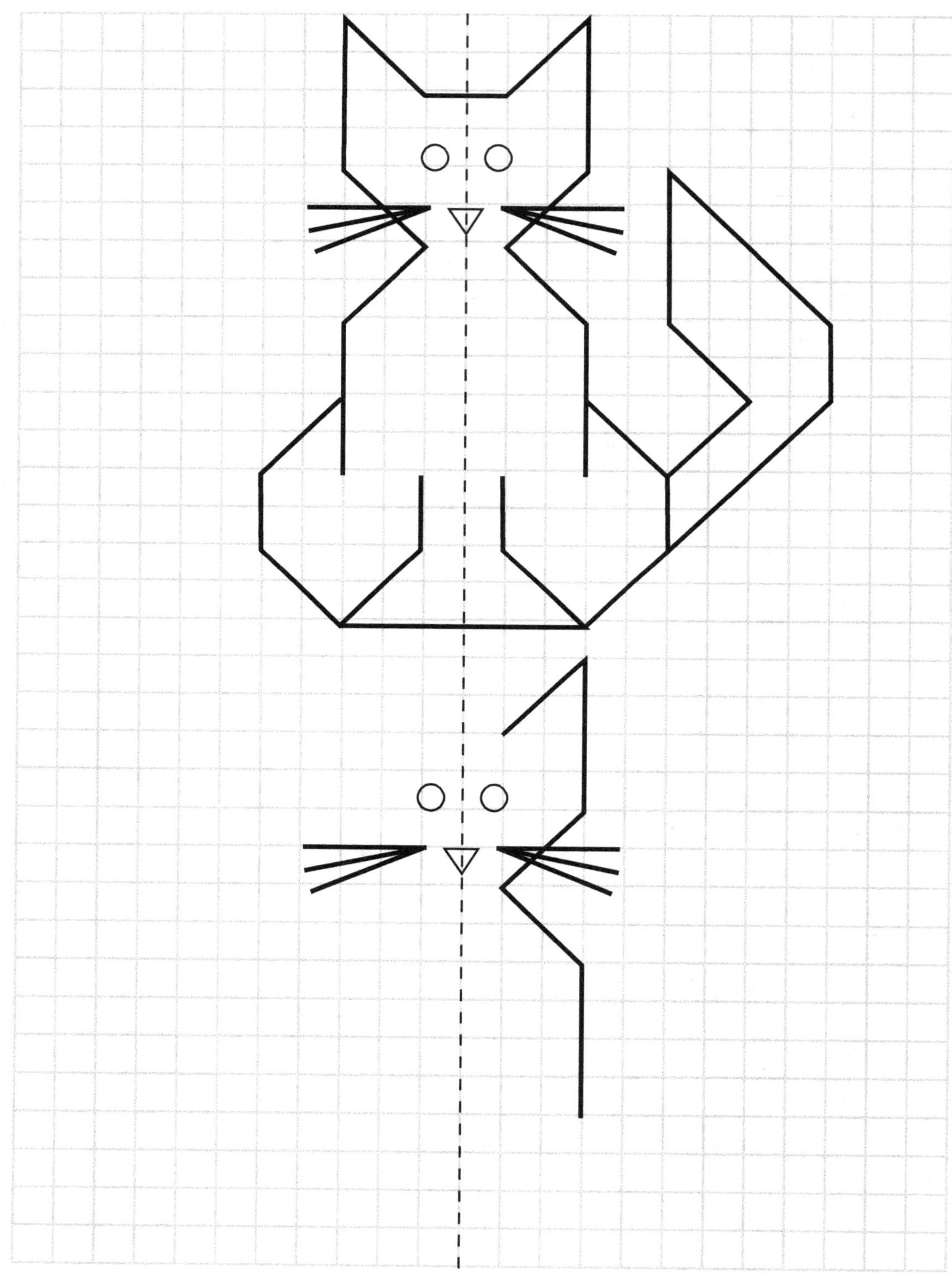

Sie erstellen Eine Liste von Werkzeugen, die Sie Ihrem Werkzeugkasten hinzufügen möchten. Merken Sie sich die Liste und vervollständigen Sie dann die nächste Seite

DIE WERKZEUGE

1 - **Schraubendreher**

2 - **Hammer**

3 - **Zange**

4 - **Schlüsselsatz**

5 - **Maßband**

6 - **Akkuschrauber**

7 - **Säge**

8 - **Wasserwaage**

9 - **Schraubenschlüssel**

10 - **Cuttermesser**

Rufen Sie sich Ihre Werkzeuge in Erinnerung, um Ihre Liste zu vervollständigen

DIE WERKZEUGE

1 - ....

2 - ....

3 - ....

4 - ....

5 - ....

6 - ....

7 - ....

8 - ....

9 - ....

10 - ....

ÜBUNG NR. 24 Durchzählen

Zählen Sie jedes Element

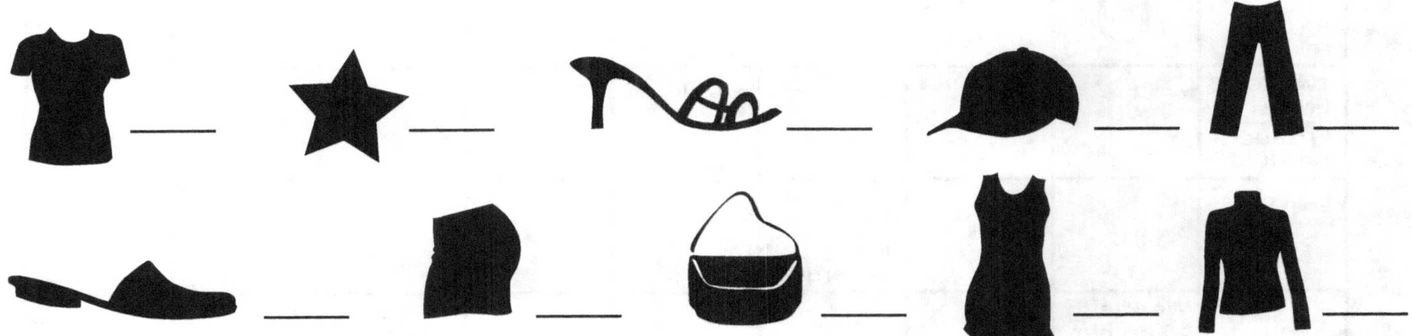

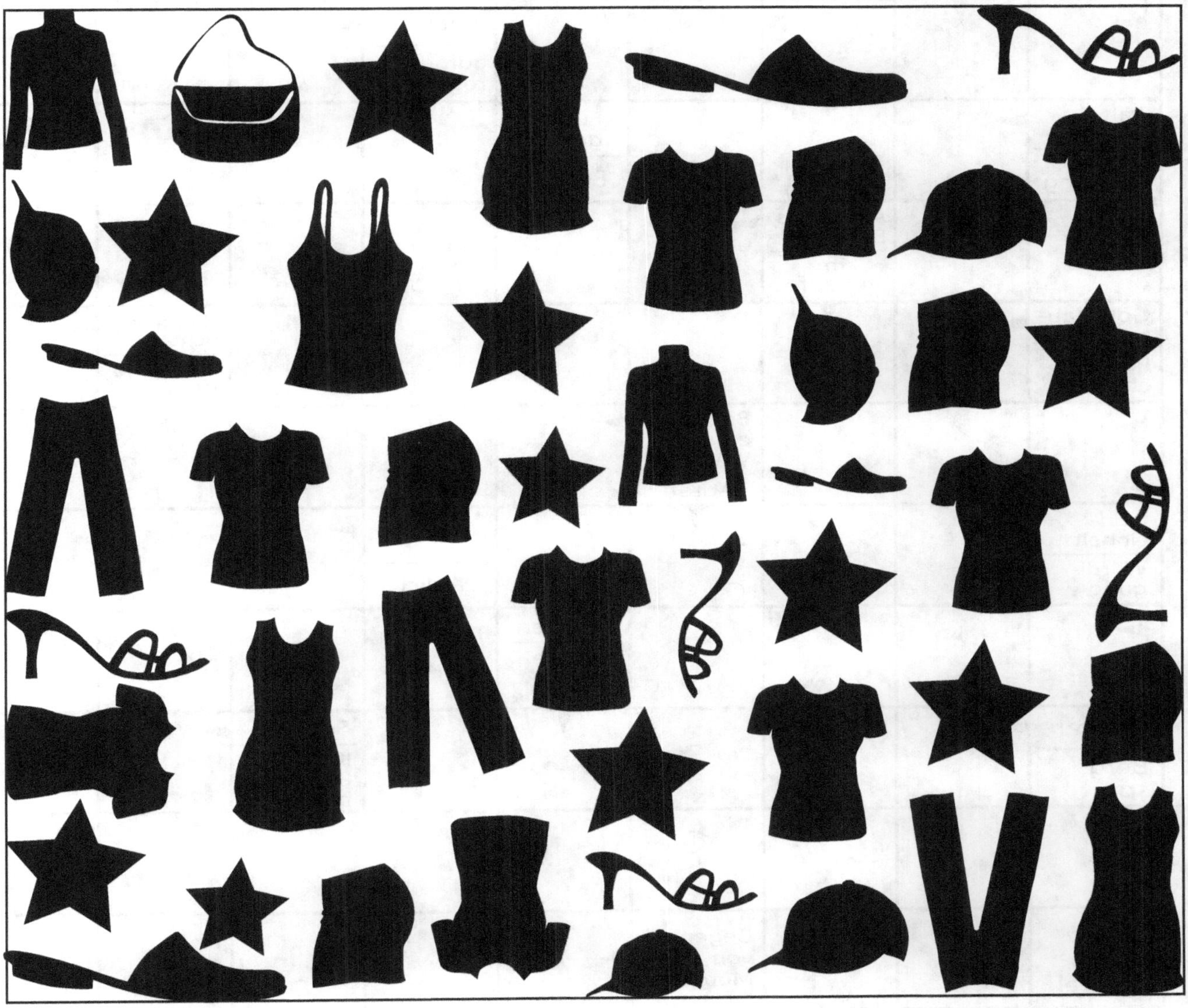

 Kreuzworträtsel

großer Mann / Anstrengung	▼	Abk. eng. Sekunde / Hörnersignal	▼	Wendemanöver beim Segeln	▼	Rückstand Rest / Halbton (Musik)	▼	Vermächtnis
►	Ü	▼		Oberschicht / Kopfschutz	►	▼		▼
zweite Ernte / Friseurprodukt	►			▼				
►			Zutat für Salate / Türsicherung	►				
Weltreligion	Werkzeug f. Löscher / Behälter für Sekt	►	▼			an dieser Stelle / Uferbereich	►	
►	▼				Schulnote / aufgeregte Eile	►	▼	
kalte Süßerei / in Ordnung	►			Futtergras / Betrug	▼			kleiner Planet
►		Anteil des Blutes / im Verlaufe	►	►				▼
Gottgläubender / Parapsychologie	►	▼					Himmelsrichtung / mächtige Wesen	►
►			Beginn eines Wettlaufs / Adrett	►			▼	
Geldeinheit / Würdigung	►		▼		... der das / zärtlich	►		
►			verlassen / 7. griechischer Buchstabe	►	▼			
Kloster / Bergsport	►			▼		Sonntag / Kennz. Recklinghausen	►	
►						▼		
Nahrungsmittel	►		Gegenteil von Morgen	►				

Nehmen Sie sich die Zeit, um jedes Bild unten sorgfältig zu betrachten und sich zu merken.

Blättern Sie dann um, um mit der Übung fortzufahren.

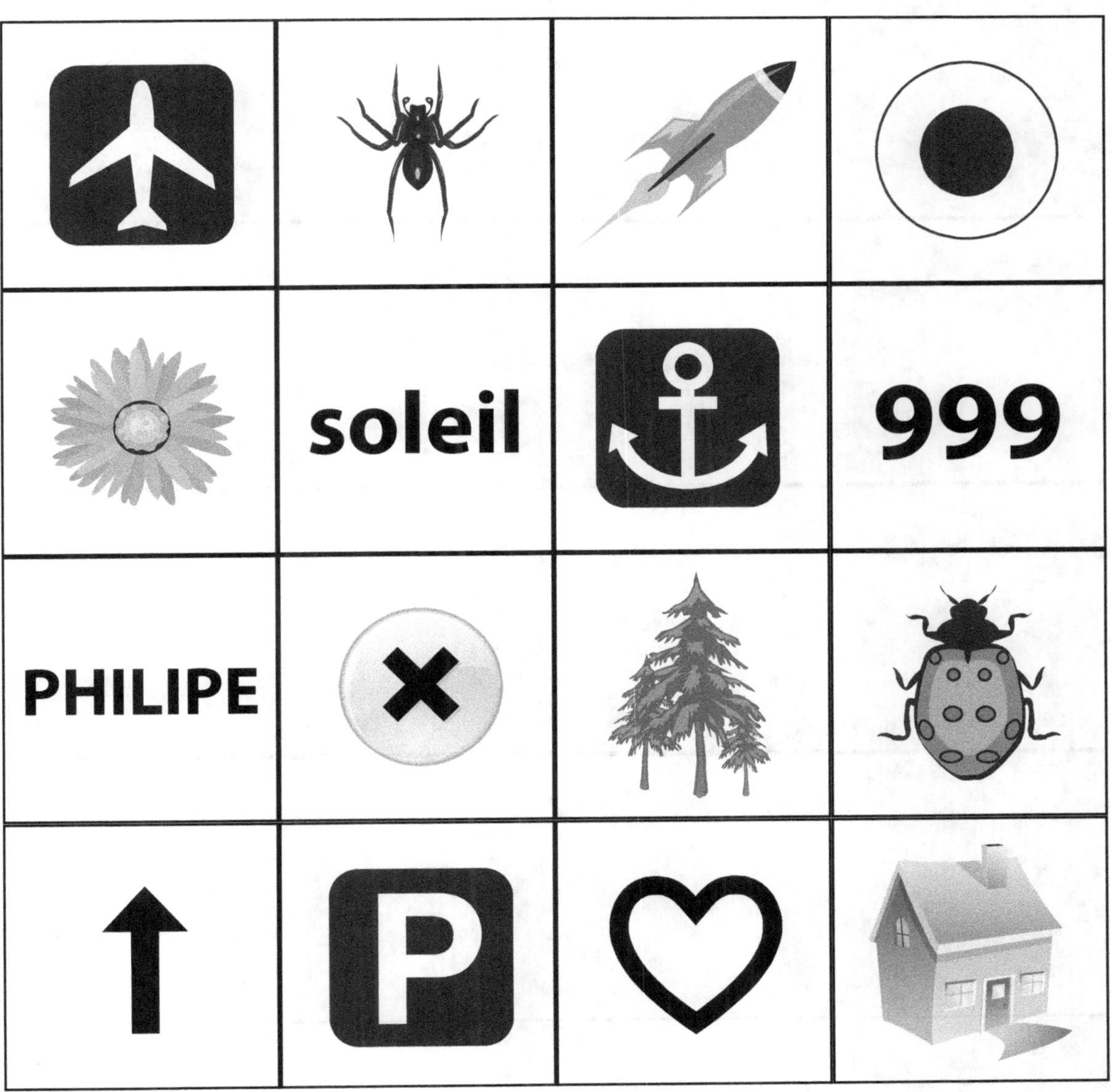

 Gedächtnis (FORTSETZUNG)

Rufen Sie sich Ihre Erinnerung auf, um so viele Kästchen wie möglich zu vervollständigen.

ÜBUNG NR. 26   Labyrinth

Finde den Ausgang

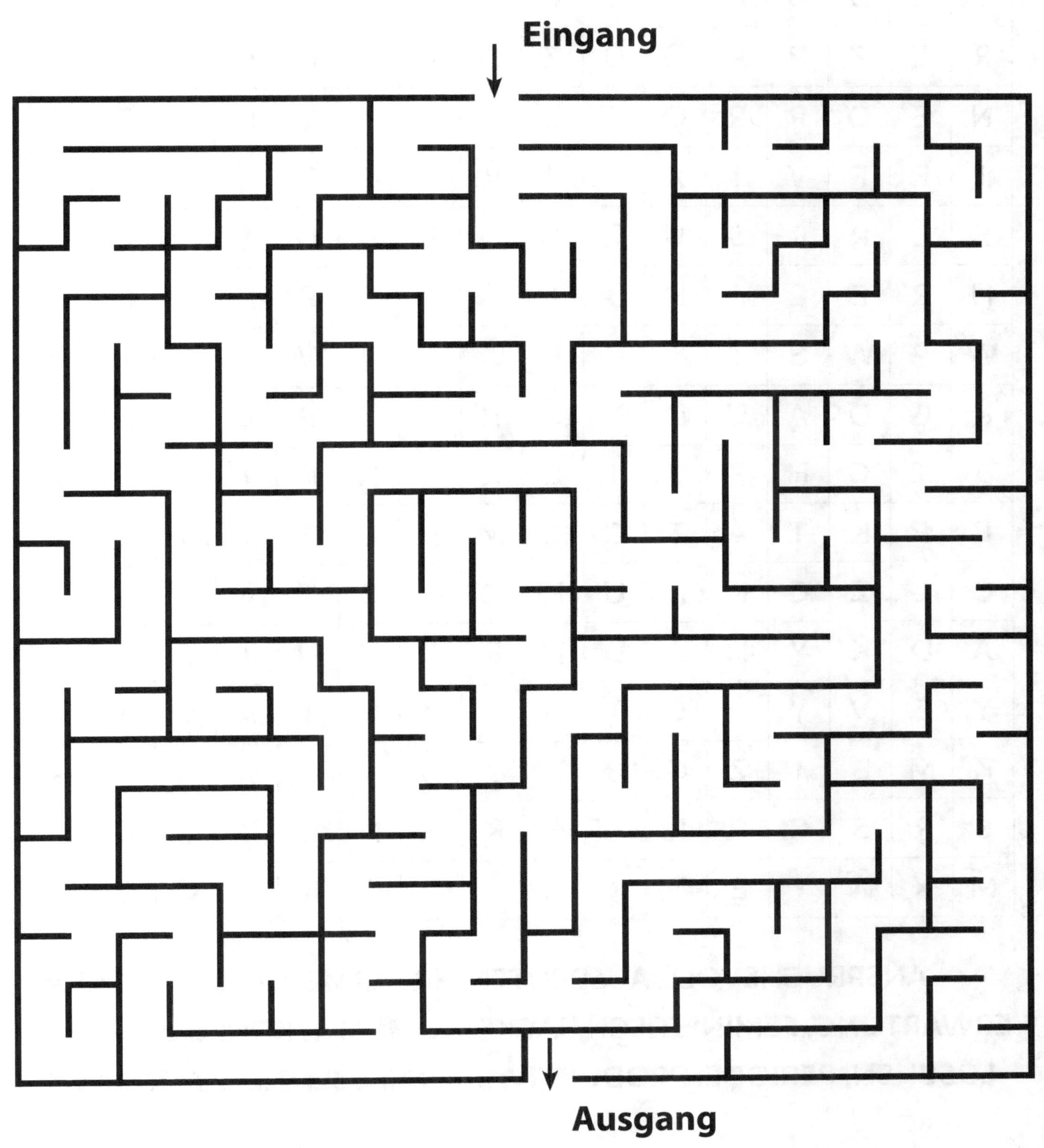

L	E	D	O	D	V	I	E	T	N	T	J	S	G	Z	M
R	L	Z	P	P	Q	D	Z	W	E	R	K	E	Y	M	N
N	E	O	P	R	O	D	U	K	T	I	V	N	F	T	E
I	E	F	V	I	X	R	J	R	U	O	P	S	E	G	H
E	L	R	R	S	U	Q	G	H	E	D	D	I	M	L	C
H	R	E	E	A	H	J	A	U	B	P	P	B	I	O	S
W	P	W	S	I	I	C	E	W	S	J	V	I	N	X	Ö
K	G	D	A	U	D	N	U	P	U	X	P	L	I	R	L
J	T	C	H	R	J	I	E	R	A	H	N	I	S	P	J
B	F	K	T	A	T	C	L	M	P	E	Z	T	T	Q	G
C	L	Z	C	K	K	U	K	O	M	S	T	Ä	I	J	N
A	D	K	Y	H	I	D	N	R	S	N	N	T	S	A	R
Y	E	V	Y	P	G	T	A	G	X	N	I	A	C	I	Z
K	M	B	I	Z	G	B	V	Z	D	I	O	W	H	T	G
E	R	S	C	H	R	E	C	K	E	N	U	K	Z	Q	N
M	X	W	Y	E	T	K	A	P	M	O	K	T	Q	C	F

ANSPRUCHSVOLL, AUSBEUTEN, ERBARMEN, ERSCHRECKEN, ERWARTUNG, FEMINISTISCH, JACKE, KOMPAKT, KONSOLIDIEREN, LÖSCHEN, PERIODE, PRODUKTIV, REFRAIN, SENSIBILITÄT, SPECK.

 Anagramm

Rekonstruieren Sie die folgenden 10 Wörter, deren Buchstaben durcheinander geworfen wurden. **Thema: Medizin**

IDERGEL	G _______________________
ZREH	H _______________________
GENUL	L _______________________
IKINKL	K _______________________
ETTEBLTA	T _______________________
RKOTOD	D _______________________
ZHMERCS	S _______________________
NGAME	M _______________________
AESN	N _______________________
TZAR	A _______________________

Finde die Wörter wieder

Finde die Wörter so schnell wie möglich

3 Namen von Kernobstfrüchten :

1 - ....

2 - ....

3 - ....

3 Hauptstadtnamen in Afrika

1 - ....

2 - ....

3 - ....

3 Namen von US-Präsidente

1 - ....

2 - ....

3 - ....

3 Namen ausländischer Sportler

1 - ....

2 - ....

3 - ....

C -

6	9			4				
	5			8				
	4			2	9	3		
5				6			3	
	2		9					7
4	6							
7			4	9	3	1	2	6
9		6	2		1	4		
	1		6	5				

D -

			4				7	
9	7	1	2	5	6			
			9		8	1		
		8			2		6	
	9	3					5	
					5			2
4		7	6		9		1	
6			8		1		9	4
	3					2		

Verbinde die Gegensätze

Ehrlich

Groß

Weich

Mutig

Gut

Dick

Geschlossen

Häufig

Jung

Leicht

Klein

Offen

Selten

Alt

Schwer

Dishonest

Hart

Ängstlich

Schlecht

Dünn

Verbinde die Synonyme

Freude

Haus

Stadt

Schnell

Gesund

Metropole

Flott

Wohlauf

Wohnung

Glück

      Kakuro

1. Nur die Zahlen von 1 bis 9 dürfen in die leeren Zellen eingetragen werden.
2. Jede dieser Zahlen darf nur einmal in einer horizontalen oder vertikalen Reihe verwendet werden.
3. Die horizontalen Reihen verlaufen immer von links nach rechts und die vertikalen Reihe von oben nach unten.
4. Die Summe der eingetragenen Zahlen muss sich mit der vorgegeben Summenzahl decken.

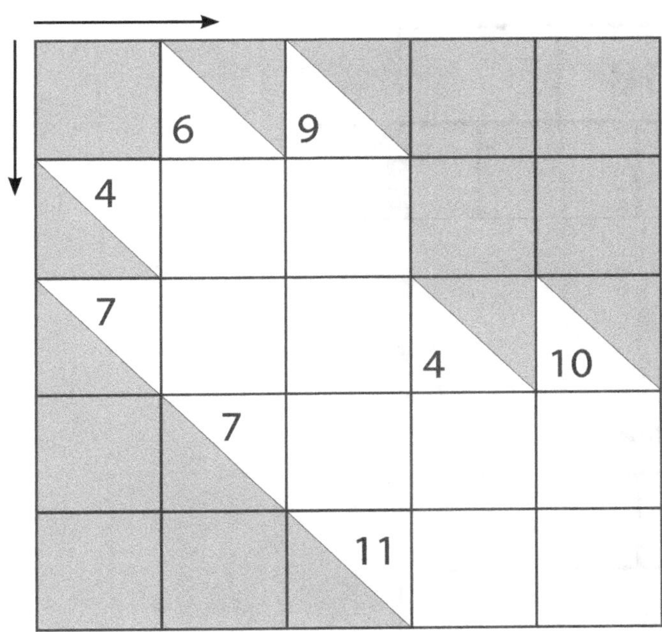

ÜBUNG NR. 34　Additionspyramiden

N° 4

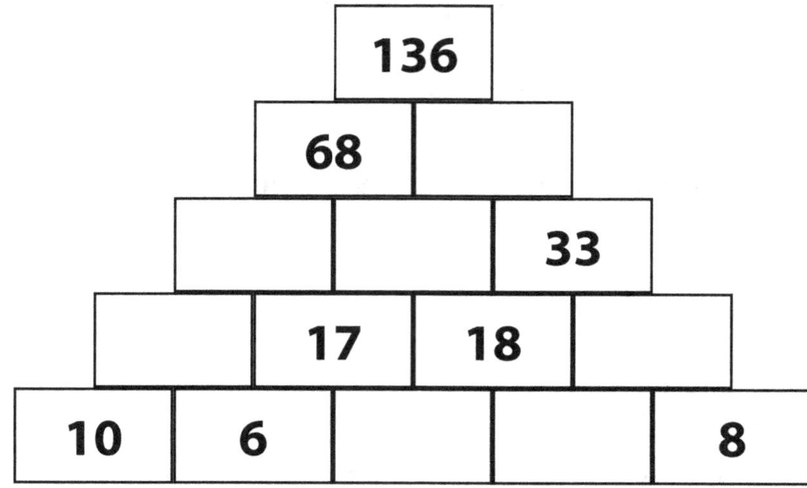

N° 5

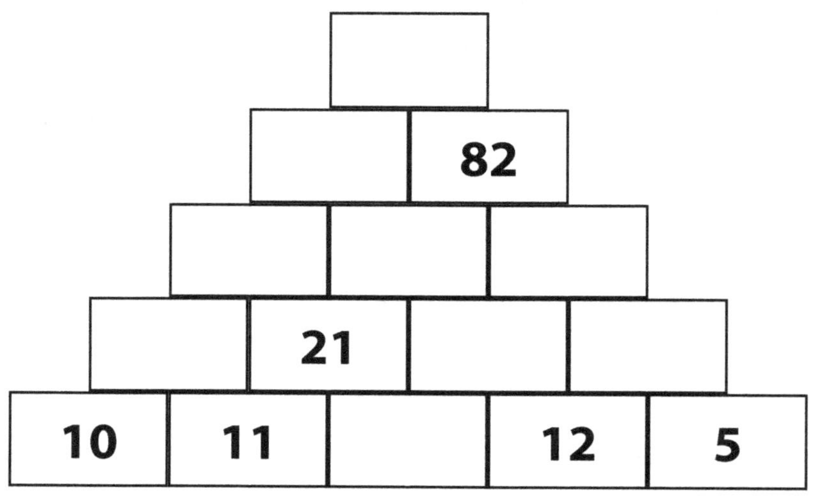

N° 6

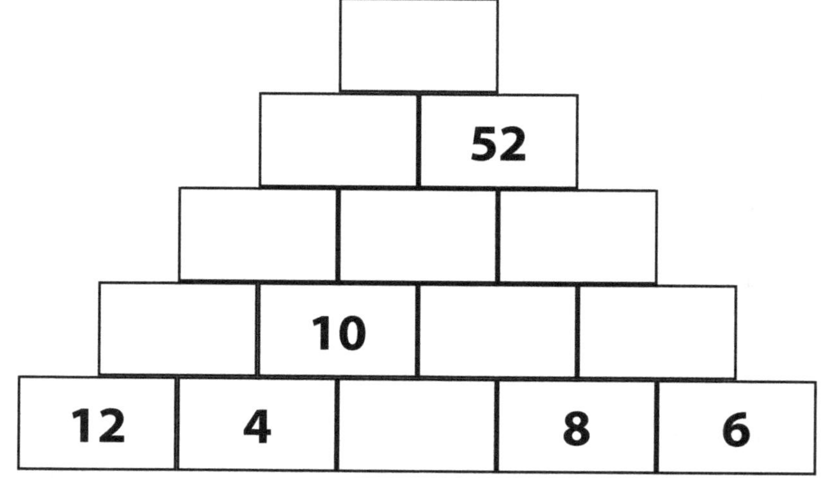

  Gleise verlegen

Verlege die Gleise zu einer geschlossen Eisenbahnstrecke.

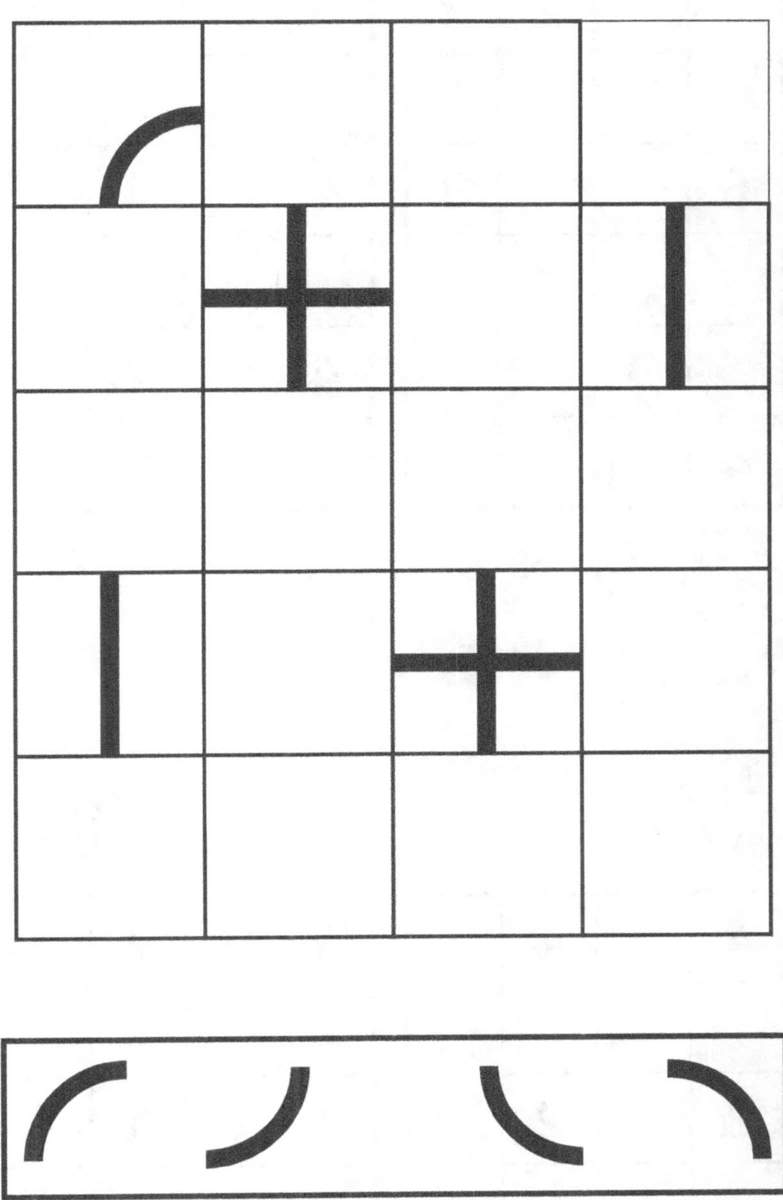

Schaffst du es, nur mit den oberen Kurvenelementen, eine geschlossene
Eisenbahnstrecke zu verlegen?
Jede Kurve darf mehrmals verwendet werden!

5

8				2	2
4		6			3
2			3		
2		4			

6

6			4		2
4		4		2	
				2	
4		4		4	

7

4		4		4	
2		2		2	
2		2		6	
4		4			

8

4		2	4		3
2		4	6		
2					3
4					
			2		

    Gedächtnis

Merken Sie sich 2 Minuten lang die 16 Wörter auf diesem Gitter. Drehen Sie dann die Seite um, um mit der Übung fortzufahren

Deutschland	Haus	Insel	Mond
Pizza	Familie	Sonne	Kaffee
Uhr	Xylophon	Qualle	Zebra
Nase	Gitarre	Lampe	König

 Gedächtnis (FORTSETZUNG)

Finde die 16 Wörter aus dem vorherigen Raster unter diesen 28 Wörtern

Apfel	Banane	Kaffee	Deutschland
Elefant	Familie	Gitarre	Haus
Insel	Jacke	Kuchen	Lampe
Mond	Nase	Orange	Pizza
Qualle	Rose	Sonne	Tisch
Uhr	Vogel	Wasser	Xylophon
Yoga	Zebra	Zug	König

Rechenrätsel mit Symbolen

Welche Zahl steht für welches Symbol?
Achte bei der Lösungsfindung auf die Darstellung
der Bilder.

ÜBUNG NR. 39 Finde 10 Unterschiede

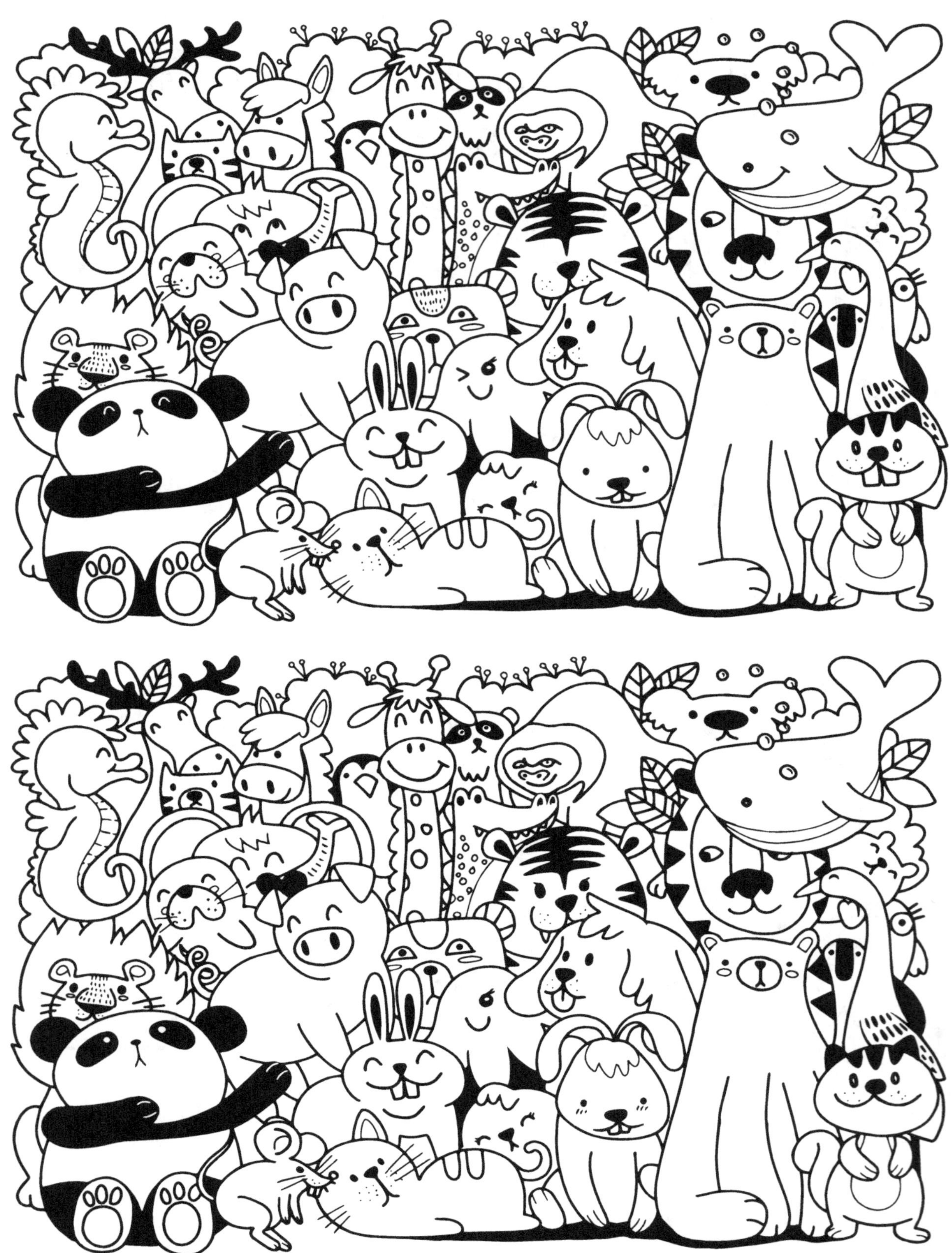

A- Finde 4 Wörter, die mit **DA** beginnen :

DA...

DA...

DA...

DA...

B- Finde 4 Wörter, die den Buchstaben **P** enthalten :

.....................**P**.....................

.....................**P**.....................

.....................**P**.....................

.....................**P**.....................

C- Finde 4 Wörter, die mit **EN** enden :

....**EN**

....**EN**

....**EN**

....**EN**

 Gehirntraining

Matherätsel Wie lautet die Lösungszahl?

$$1 \quad 2 \quad 3 \quad 4 \quad 5 \quad 6 = 5$$

$$5 \quad 7 \quad 5 \quad 2 \quad 7 \quad 1 = 3$$

$$3 \quad 1 \quad 4 \quad 1 \quad 2 \quad 5 = 4$$

$$6 \quad 1 \quad 2 \quad 3 \quad 4 \quad 2 = \underline{\quad\quad}$$

Unser Tipp: Sie müssen mit zwei verschiedene, wiederkehrenden Rechenzeichen arbeiten.

ÜBUNG NR. 42   Der richtige Farbton

Finde den Schatten des Arztes

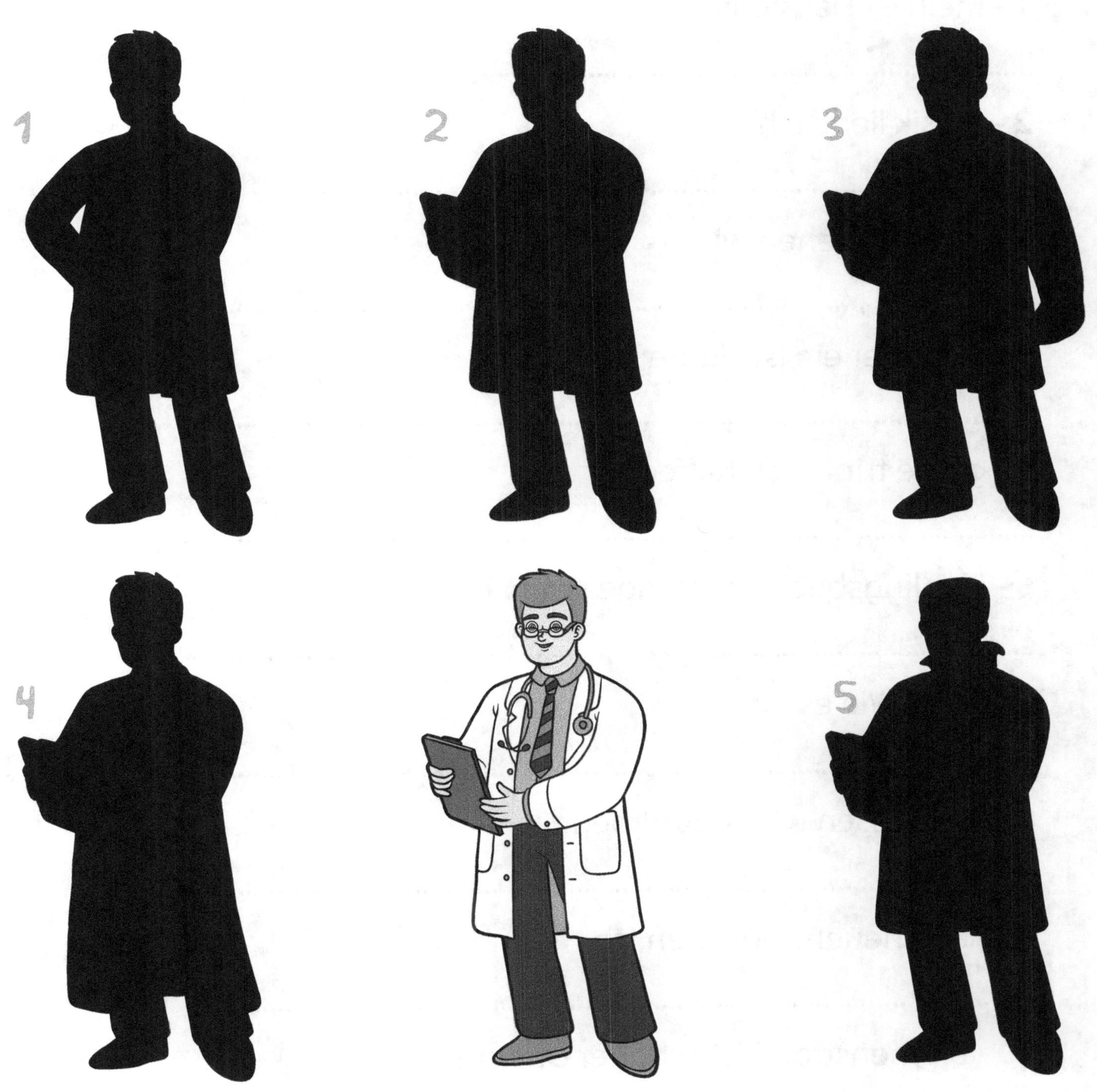

Sätze in die richtige Reihenfolge bringen:

1 - mein ist Haus das

....

2 - Musik liebe ich

....

3 - ins Kino gehen wir

....

4 - sonniger ein ist Heute Tag.

....

5 - gerne trinke ich Kaffee

....

6 - Lieblingsbuch Herr Ringe «Der» ist mein

....

7 - fgeht Wie es dir?

....

8 - Pizza essen wir heute Abend

....

9 - habe neuen Job einen Ich

....

10 - Blumenstrauß ist schöner Das ein

....

ÜBUNG NR. 44 In doppelter Ausführung

Finde und umkreise die 2 ähnlichen Bilder

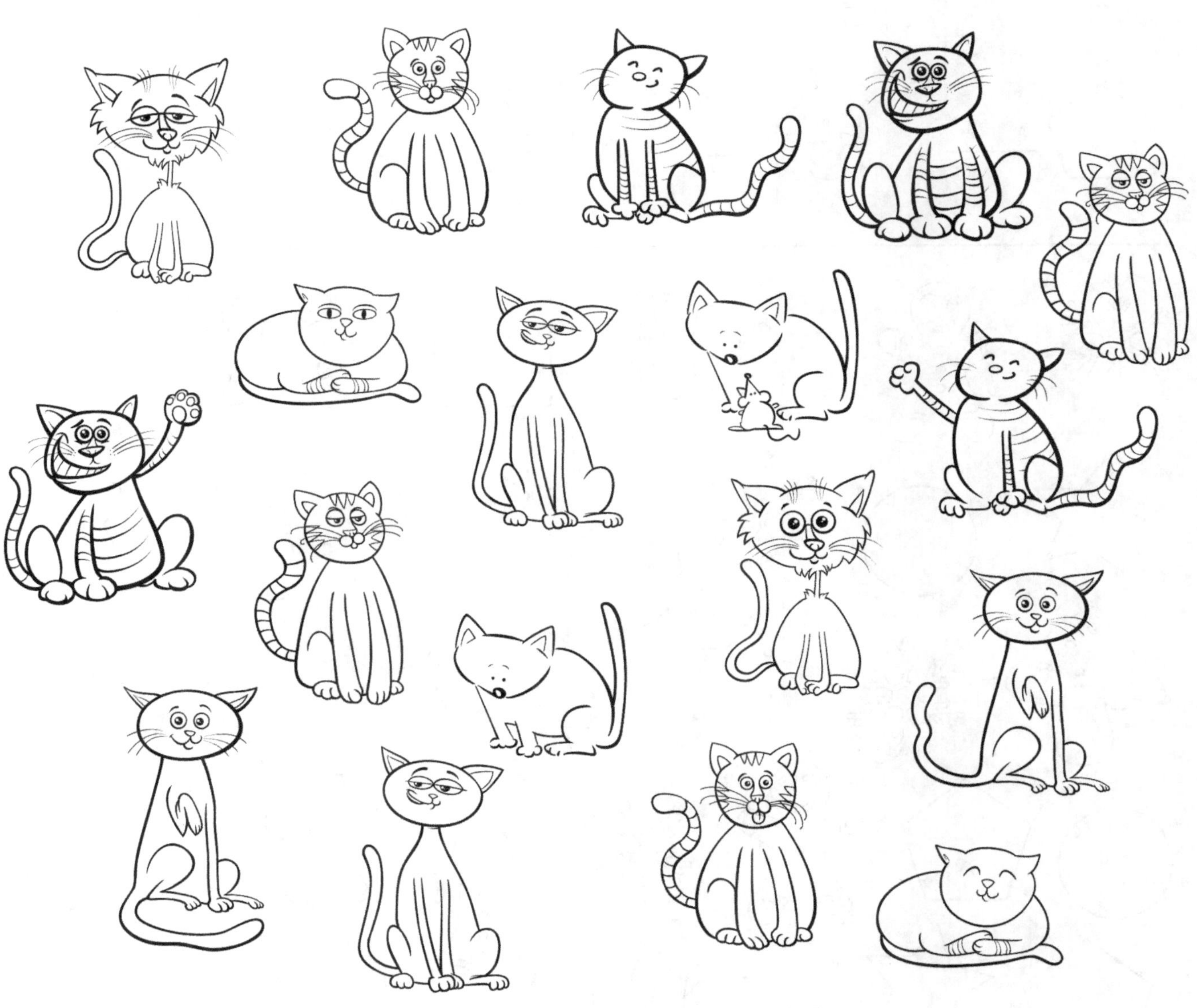

  Durchzählen

Zähle jedes Element

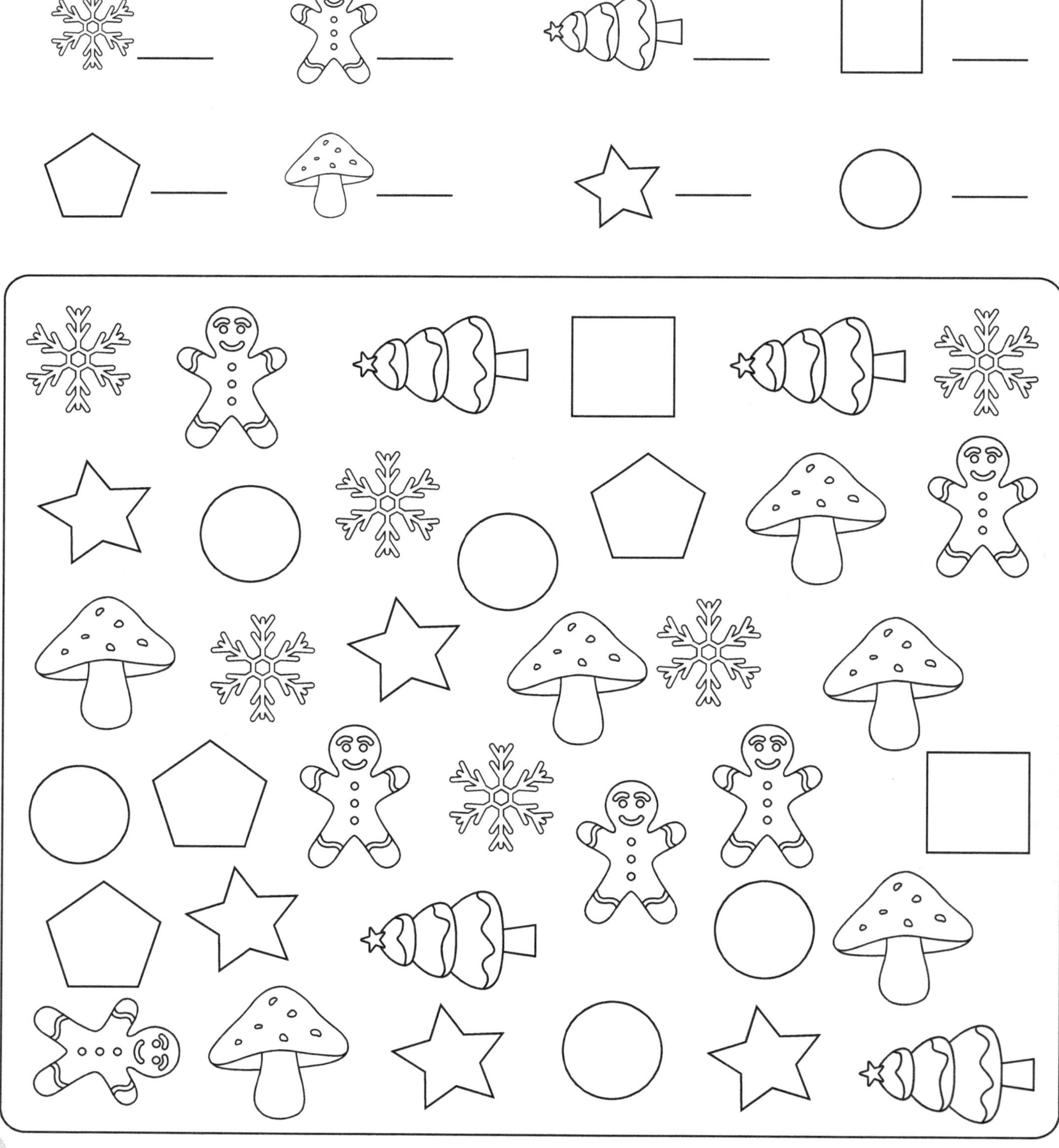

Labyrinth

Finde den Ausgang

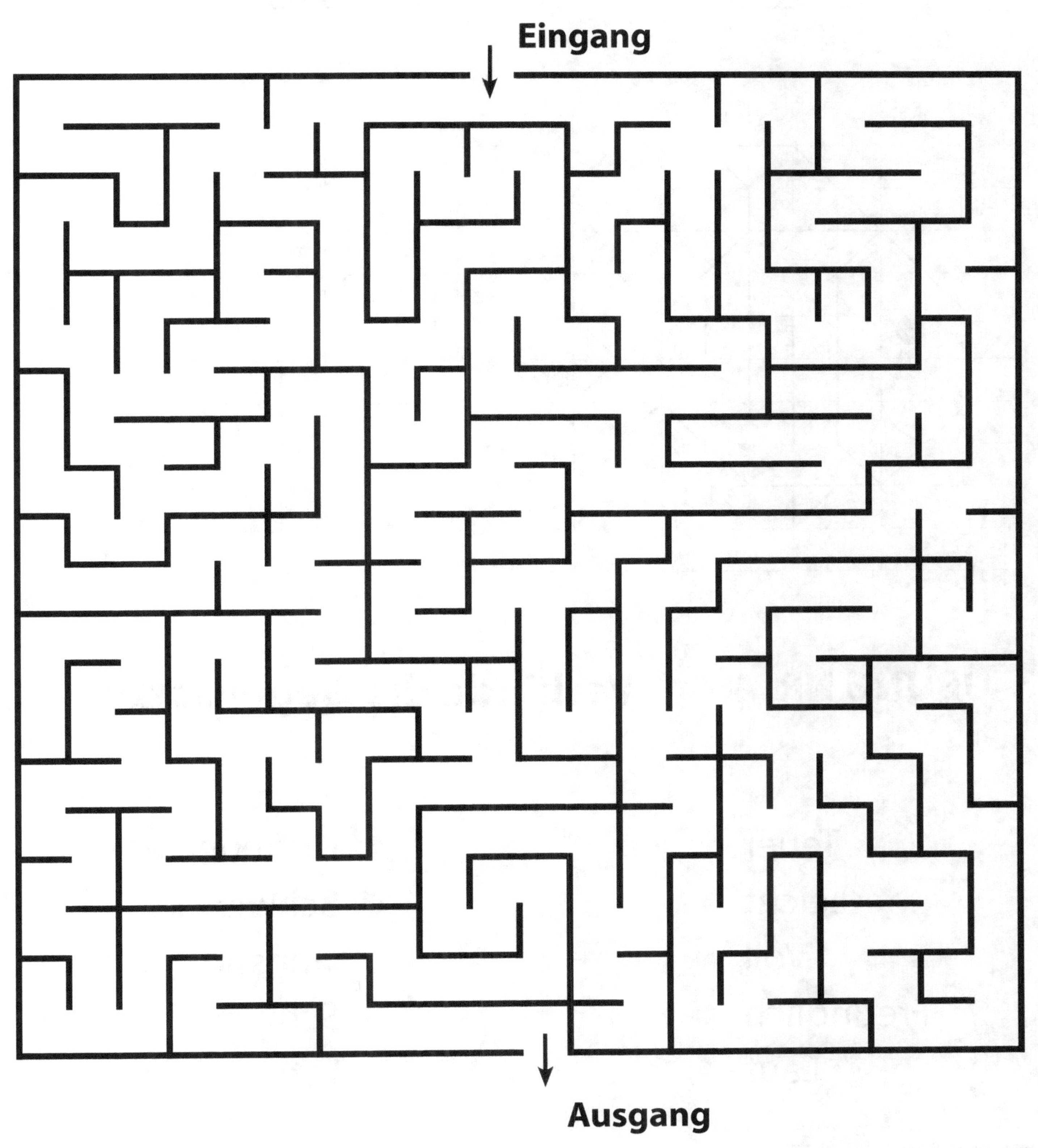

 # Gitterbild nachzeichnen

Zeichnen Sie die Abbildung nach

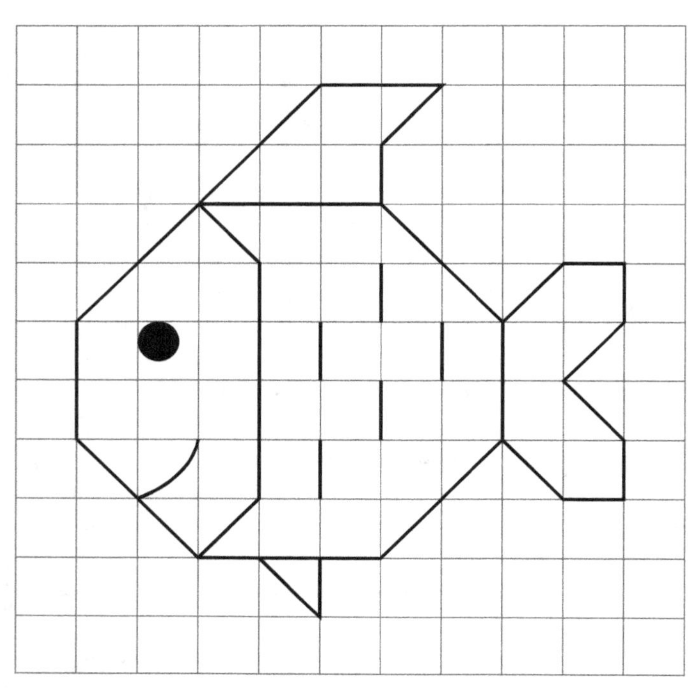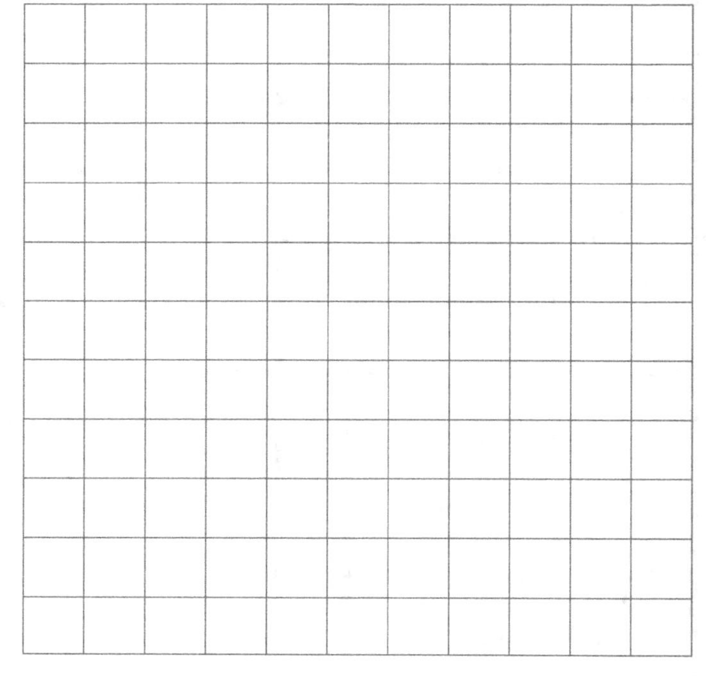

 # Verbinde die Gegensätze

Teuer ●	● Unfreundlich
Leicht ●	● Schwer
Voll ●	● Günstig
Freundlich ●	● Schwer
Laut ●	● Leer

 Malen Sie das Mandala aus

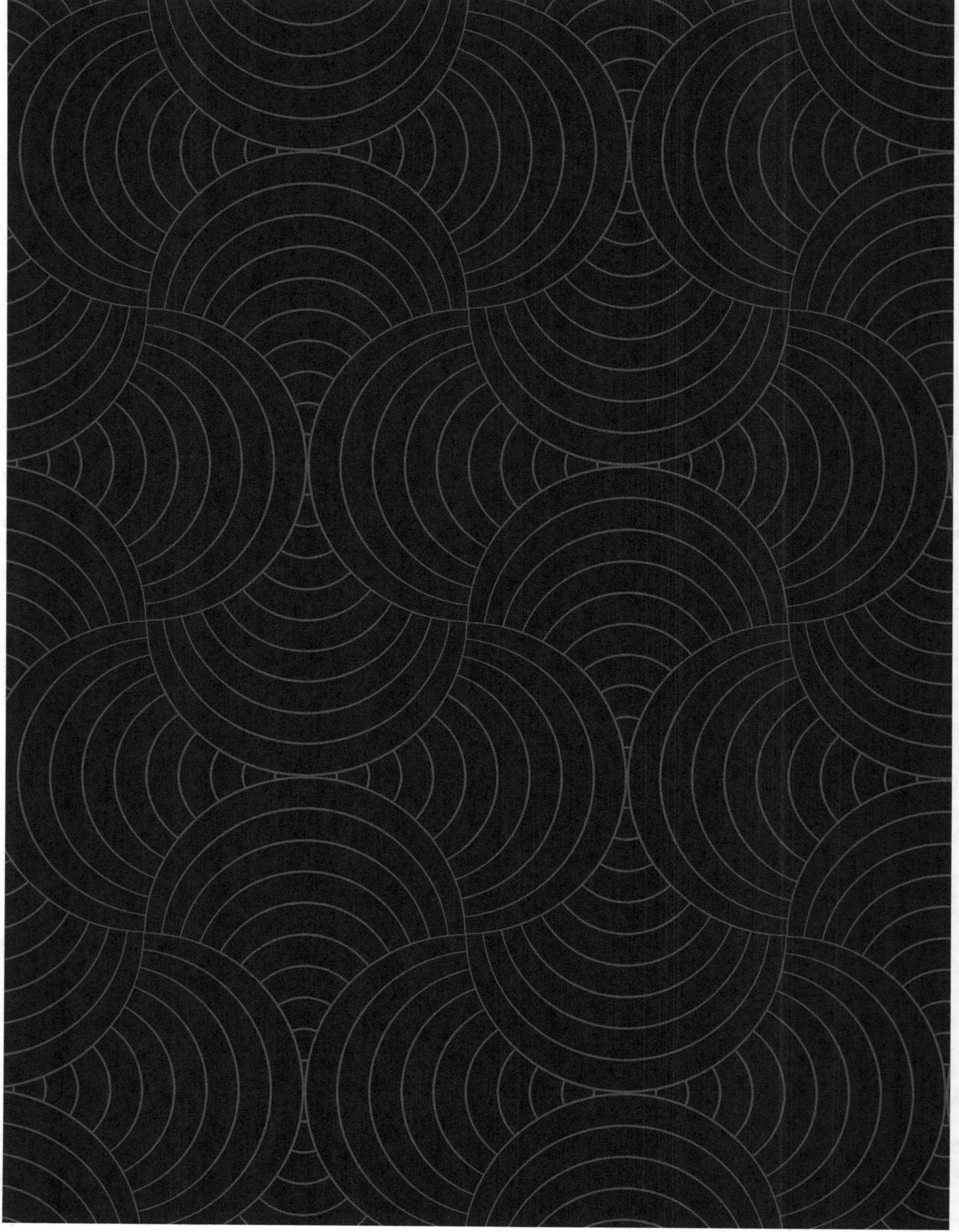

   Anagramm

Rekonstruiere die folgenden 10 Wörter, deren Buchstaben durcheinander geworfen wurden. **Thema: Botanik.**

UAMB	B________________________
LMEUB	B________________________
RAGS	G________________________
EEHCI	E________________________
ORES	R________________________
LETUP	T________________________
NRAF	F________________________
KUTKAS	K________________________
EKRIB	B________________________
LIELI	L________________________

Geobrett

Zeichne die Figuren im entsprechenden Geobrett nach.

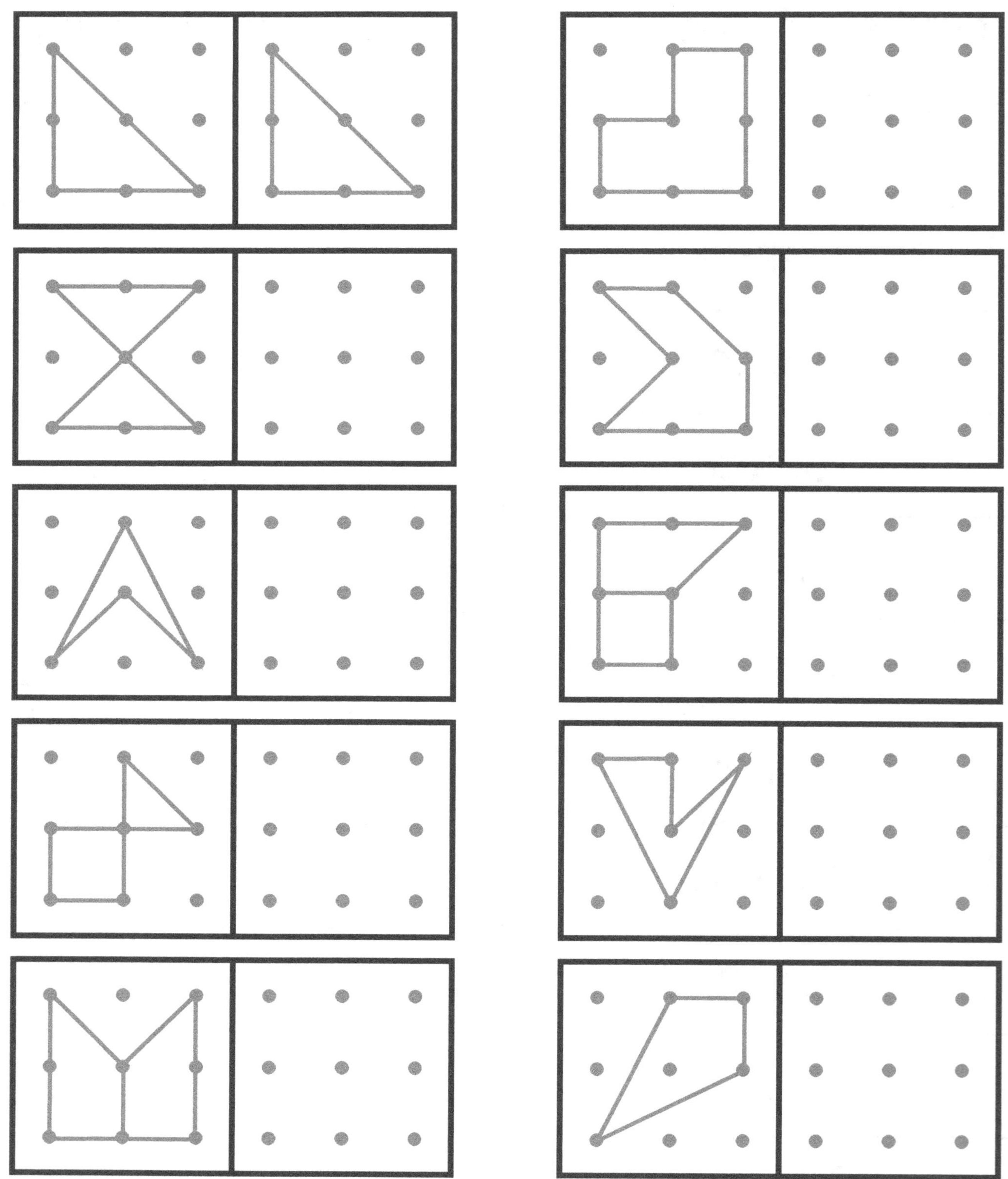

ÜBUNG NR. 52 — Der richtige Farbton

Finde den Schatten des Astronauten

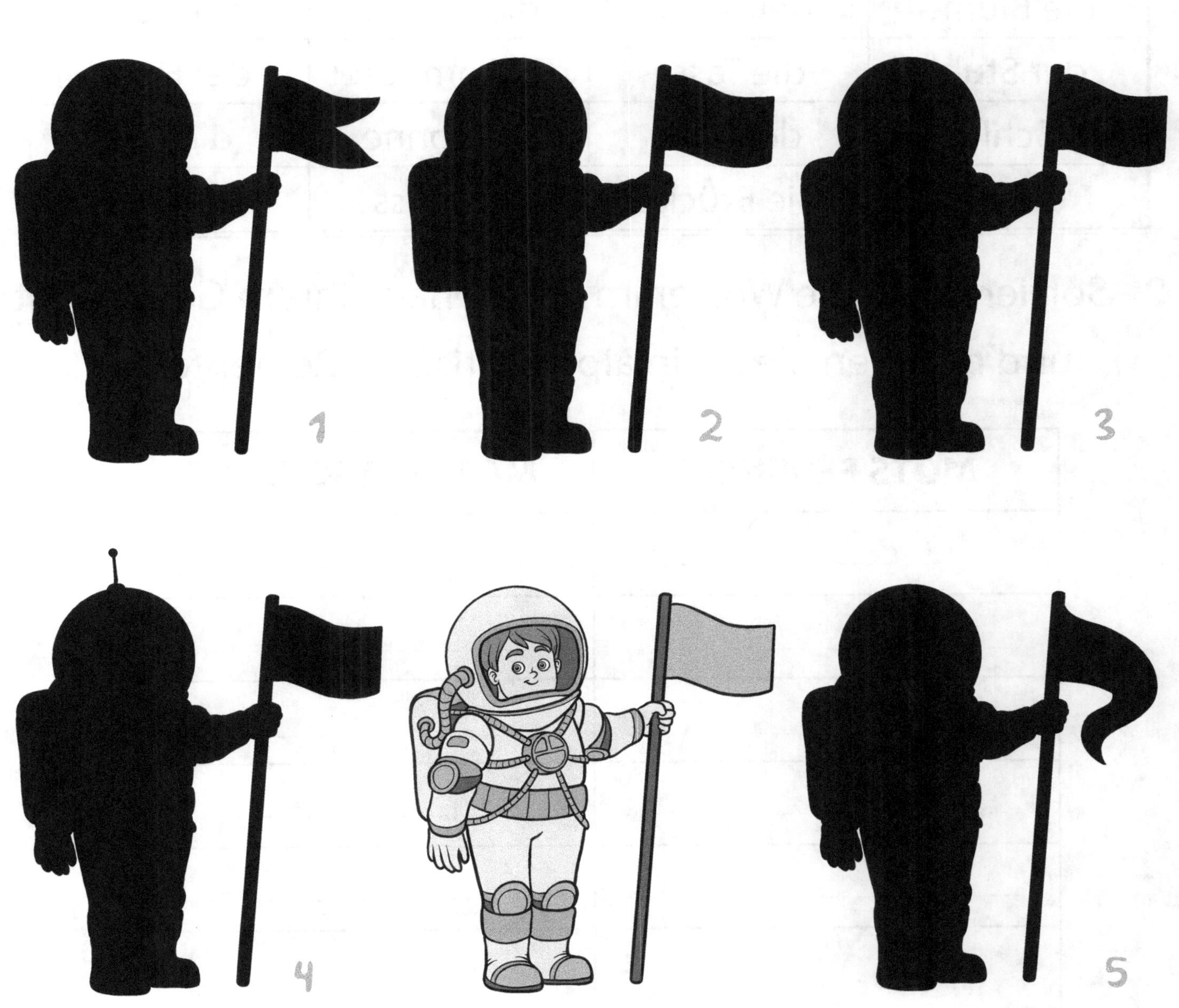

  Weiblich - Männlich

1- Beachten Sie aufmerksam dieses Raster, das 8 weibliche und 8 männliche Wörter enthält

die Blume	der Baum	die Lampe	der Tisch
der Stuhl	die Tasse	der Computer	der Hund
der Schlüssel	der Berg	die Sonne	die Uhr
die Tür	die Brücke	der Fluss	die Katze

2 - Sortieren Sie die Wörter im Raster nach ihrem Geschlecht und notieren Sie sie in alphabetischer Reihenfolge

MOTS FÉMININS	MOTS MASCULIINS
-----------------------------	-----------------------------
-----------------------------	-----------------------------
-----------------------------	-----------------------------
-----------------------------	-----------------------------
-----------------------------	-----------------------------
-----------------------------	-----------------------------
-----------------------------	-----------------------------
-----------------------------	-----------------------------

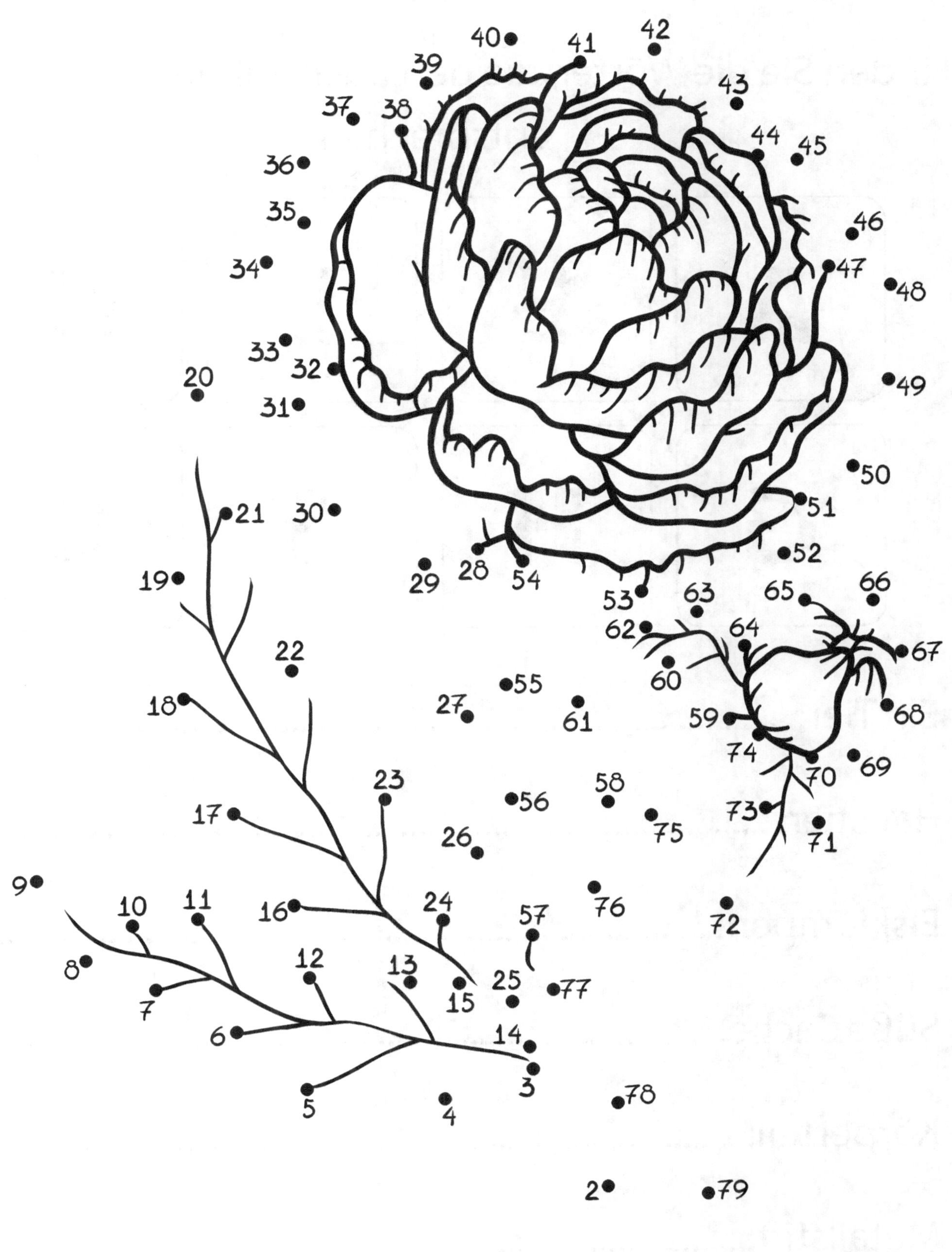

Finden Sie die Wörter, die den Buchstaben im Feld unten entsprechen.

A E L N
G H S C

Ein Tier: ....

Haustier: ....

Eisklumpen: ....

Süße Sache: ....

Körperteil: ....

Metallstift:..

   # Gedächtnis

Nehmen Sie sich Zeit, um jedes Feld unten sorgfältig zu beobachten und zu memorieren. Drehen Sie dann die Seite um, um mit der Übung fortzufahren

0	111		100
170	10	9	999
16	10		15
	222	0	

ÜBUNG NR. 56   Gedächtnis (FORTSETZUNG)

Nutzen Sie Ihr Gedächtnis,
um so viele Felder wie möglich zu vervollständigen

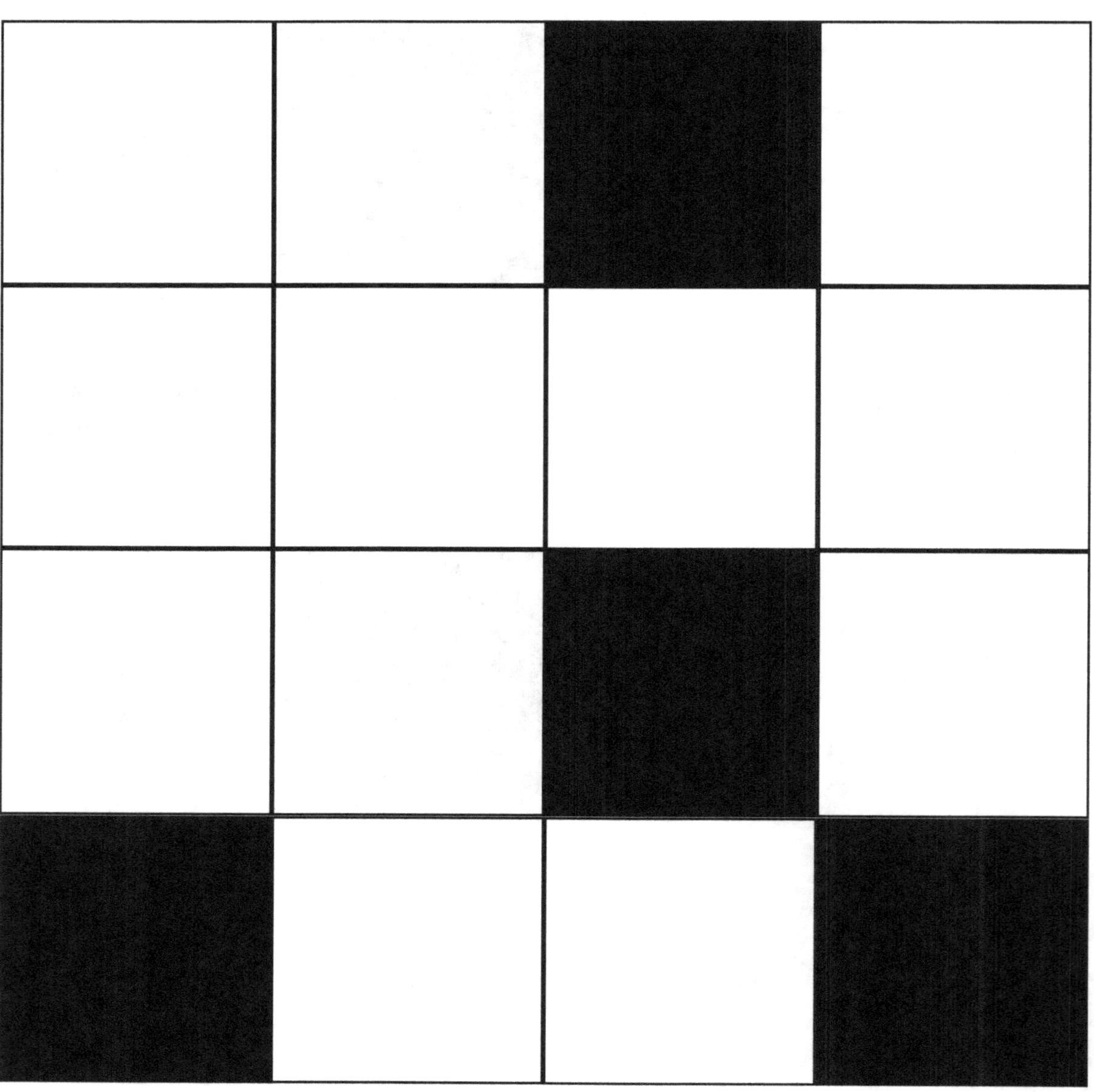

 Malbuch

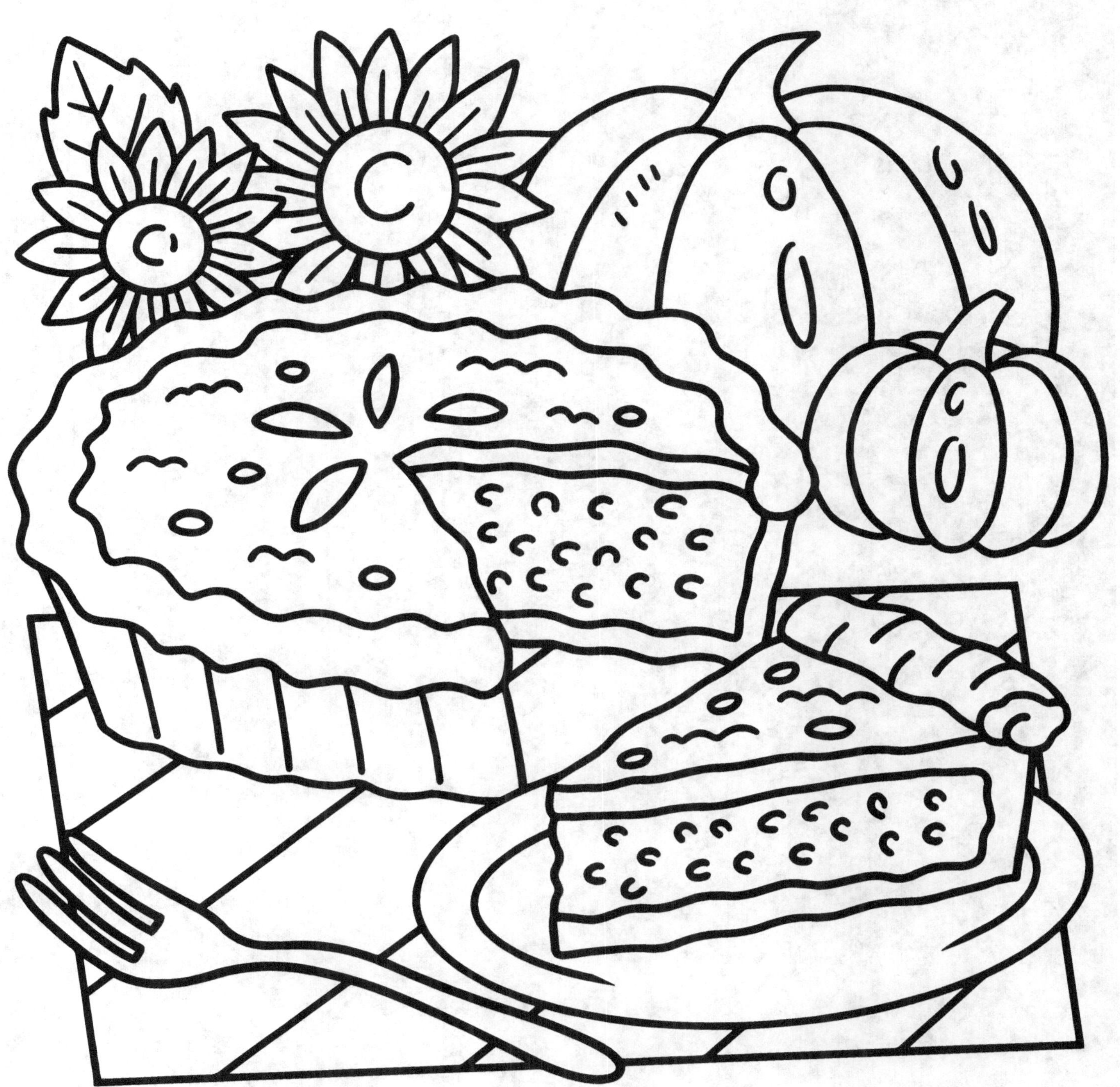

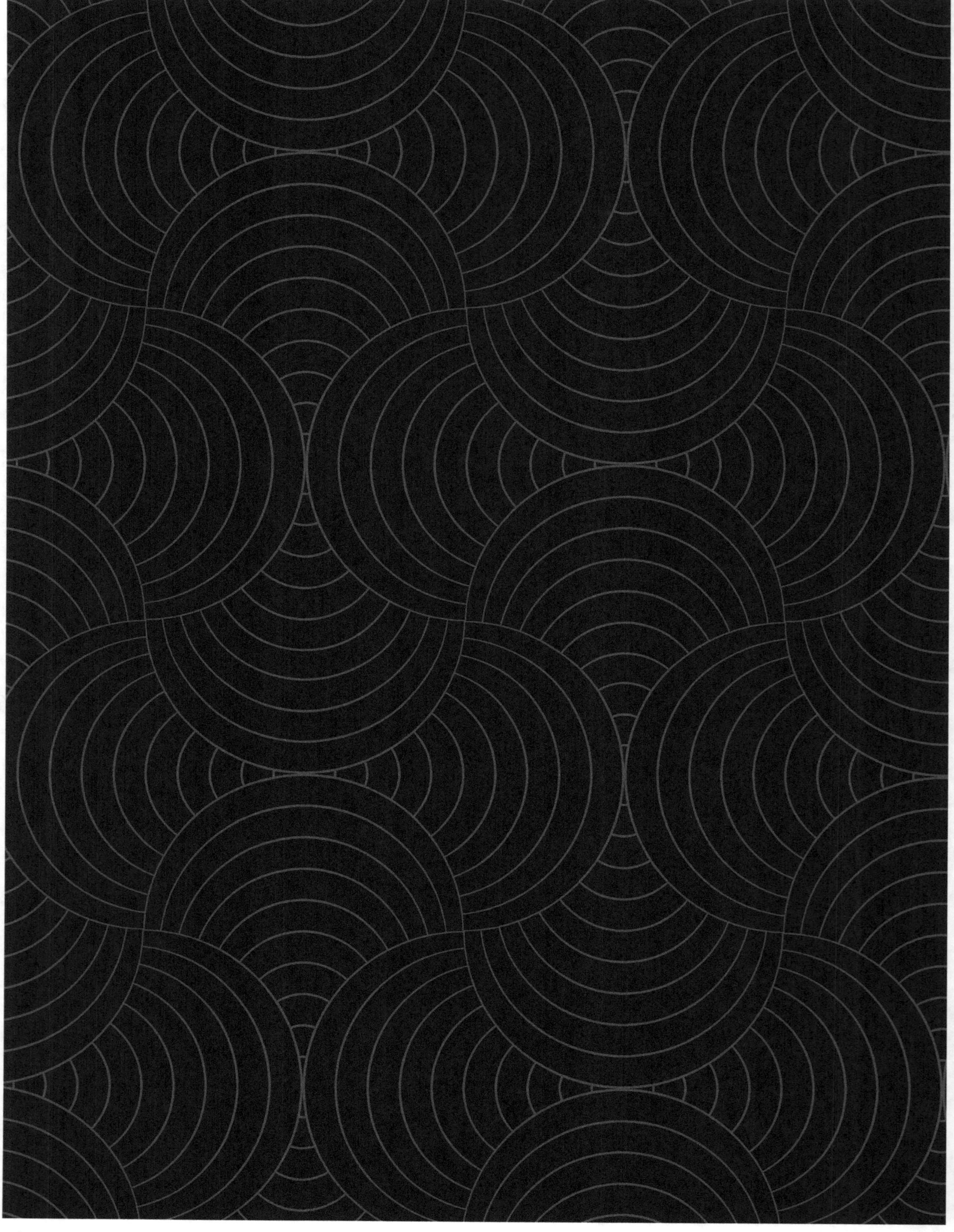

Finde 10 Unterschiede

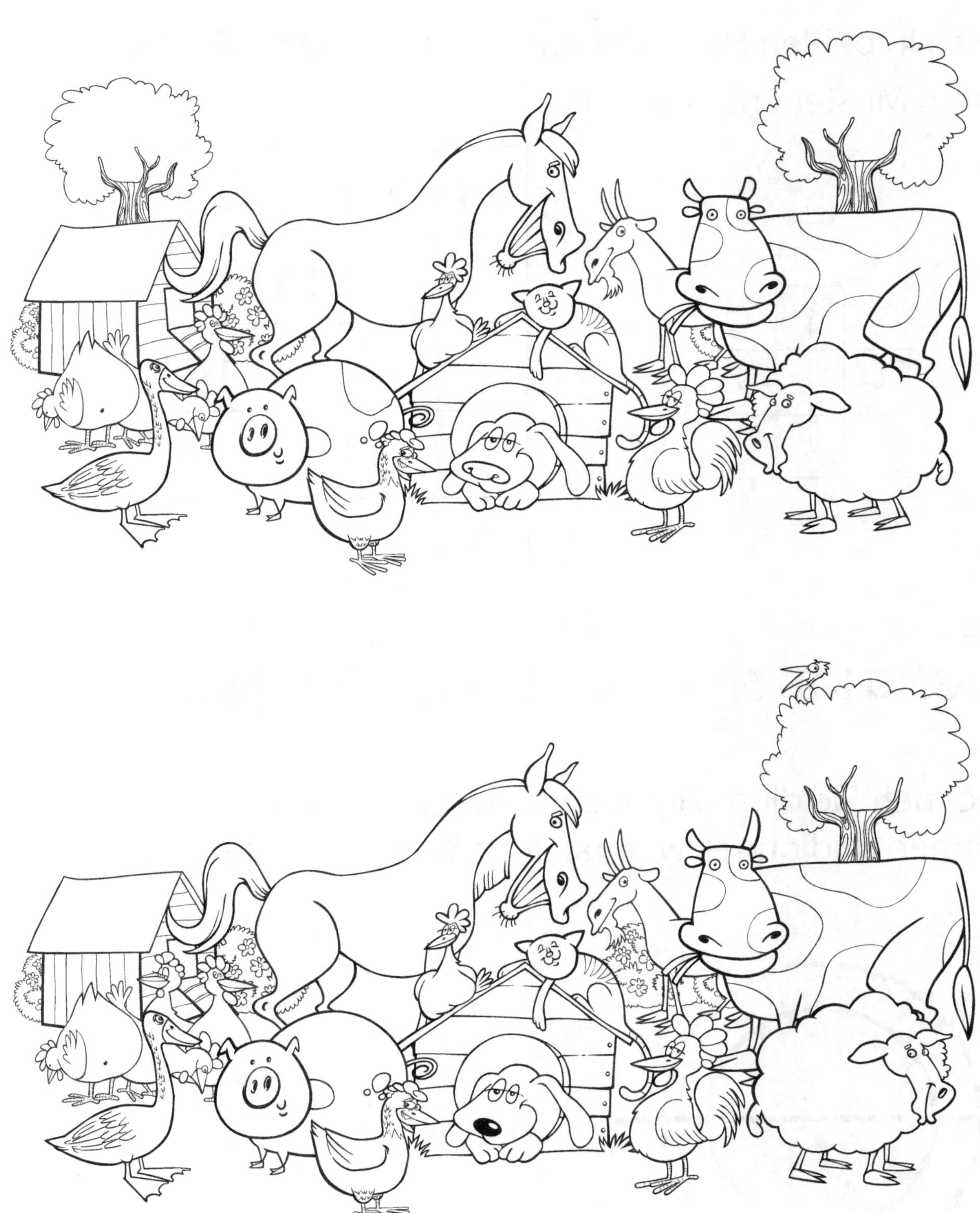

Logik / Nachdenken

In diesem Quadrat erscheint die Summe 65 in jeder Zeile, jeder Spalte, in beiden Hauptdiagonalen und in allen Kreuzen, die diesem Muster entsprechen:

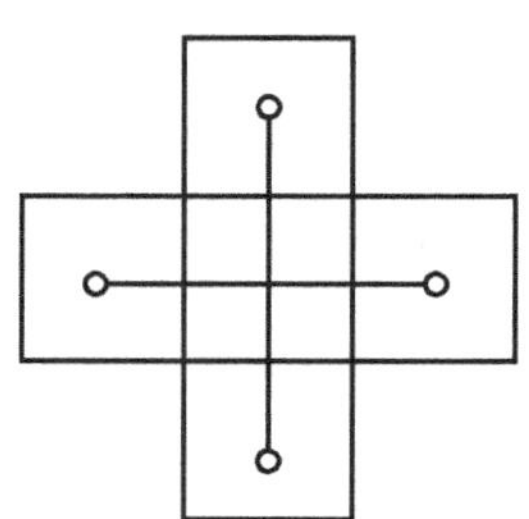

13	7		25	
		14		2
			16	
	11			
5				

Logik / Nachdenken

Zeichnen Sie diese Figur, ohne Ihren Stift vom Papier zu nehmen und ohne zweimal über dieselbe Stelle zu gehen.

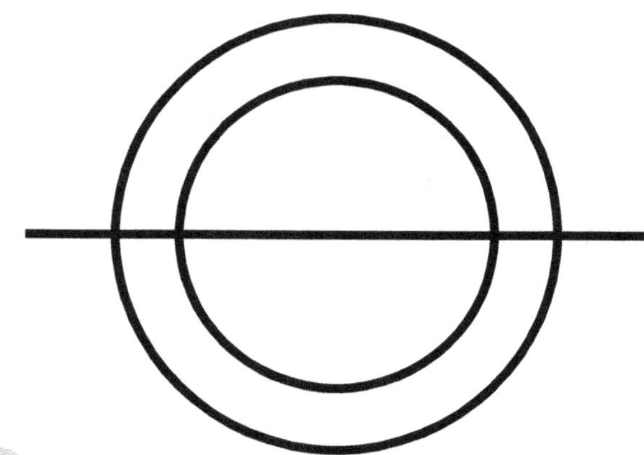

Finden Sie die richtige Anzahl der Dreiecke

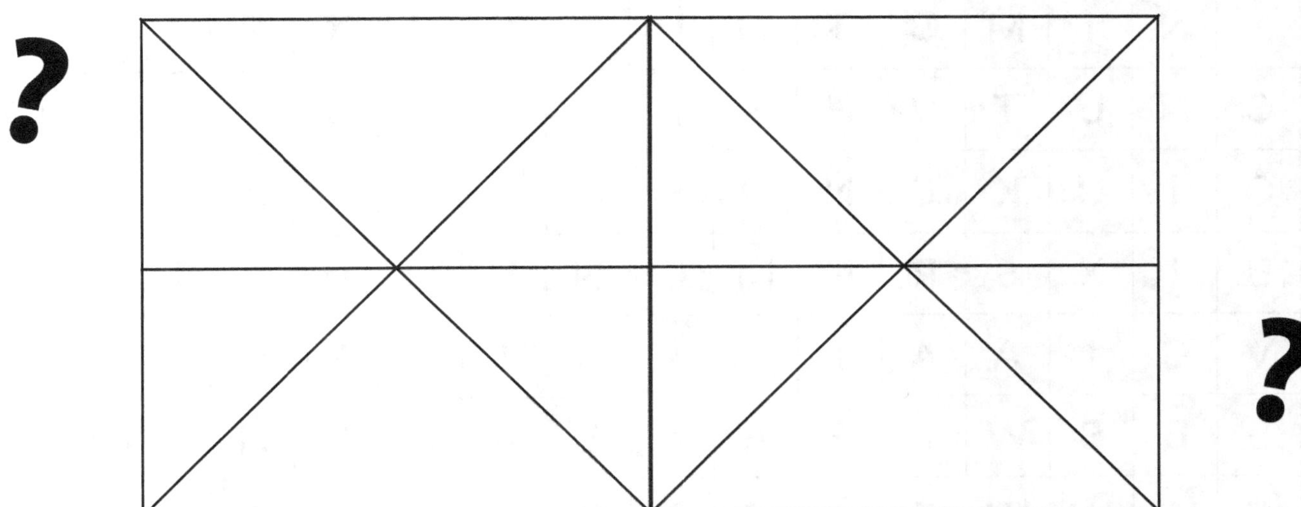

Beobachtung

Welches Quadrat ist das größte?

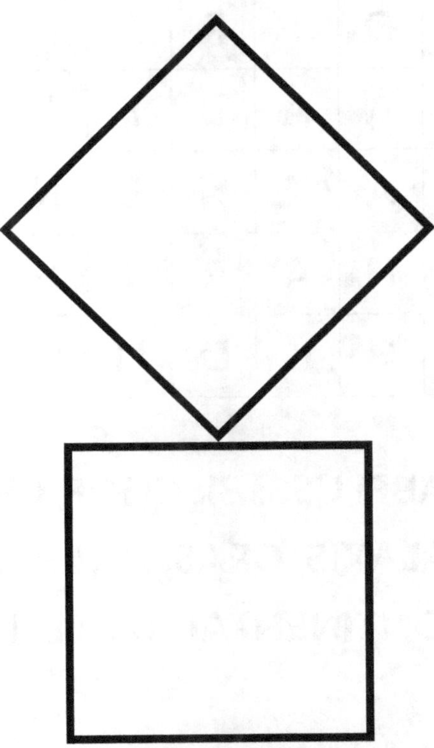

   Wortsuche

G	C	A	K	X	Q	K	F	U	N	I	F	W	T	H	Z
X	N	I	M	Q	T	O	N	R	L	J	X	E	T	I	C
S	N	U	T	V	H	S	E	E	Q	W	J	Y	I	N	M
D	I	U	K	C	N	D	E	O	B	L	K	K	N	R	R
B	I	X	S	R	N	M	G	N	N	O	U	R	H	I	V
V	G	I	A	A	I	K	A	A	I	C	F	U	C	C	B
S	B	B	W	L	F	W	A	L	A	O	H	H	S	H	G
G	W	W	W	E	A	T	Z	R	E	E	R	I	R	T	N
X	R	C	G	T	X	G	M	B	F	N	M	G	A	U	U
L	U	R	Y	V	V	B	F	O	L	G	E	N	A	N	R
Y	A	I	S	M	K	N	I	G	I	N	Ö	K	H	G	H
S	O	I	R	A	N	E	Z	S	U	M	S	T	N	Q	E
J	A	A	B	F	L	U	S	S	S	N	D	N	H	C	B
L	A	T	N	E	N	I	T	N	O	K	C	W	N	A	T
C	H	A	R	I	S	M	A	T	I	S	C	H	J	U	N
I	H	K	D	H	O	G	I	Z	D	Z	T	K	X	R	E

ABFLUSS, BISCHOF, CHARISMATISCH, ENTBEHRUNG, FOLGEN, GALAXIS, GRAS, HAARSCHNITT, HINRICHTUNG, KIND, KÖNIGIN, KONTINENTAL, MALEN, RUHIG, SENIOR, SZENARIO, WANDERN.

Sudoku

E -

	6						3	
			7	5	4	6		
1	5	2	9			8		
		6	8		9			5
	9	8	5		7			
			6	3		4		
8				9				6
6			4		8			
					6			

F -

5		9	6					1
		7	5					
		8				7	5	6
				4			3	8
4	3			8			2	
8		2						4
	7	5					8	
	6	3			4	2		7
1			3			5	6	9

Finde 15 Wörter, die mit De beginnen

1 - De...

2 - De...

3 - De...

4 - De...

5 - De...

6 - De...

7 - De...

8 - De...

9 - De...

10 - De...

11 - De...

12 - De...

13 - De...

14 - De...

15 - De...

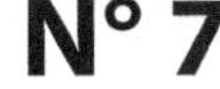

N° 7

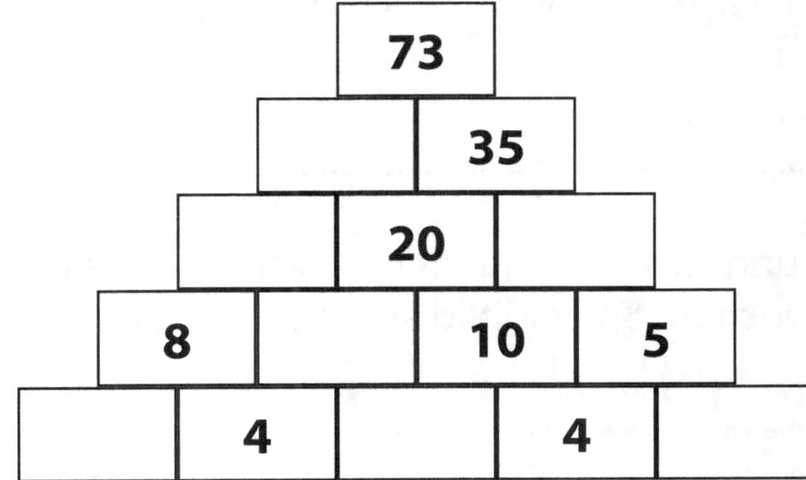

N° 8

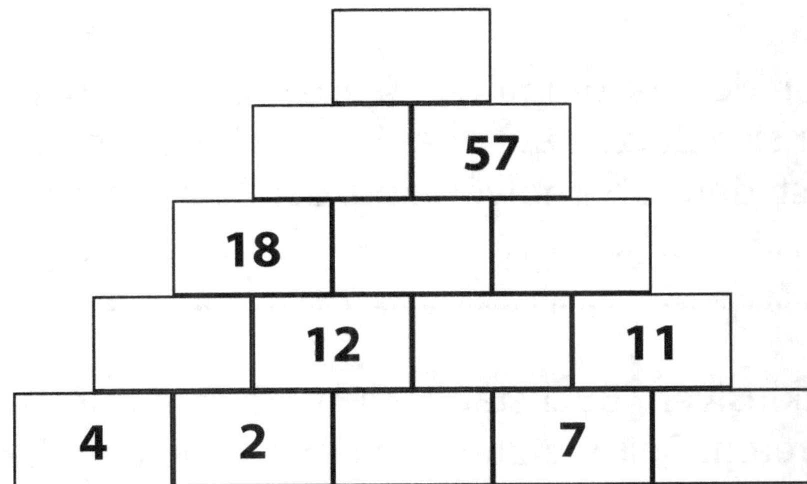

N° 9

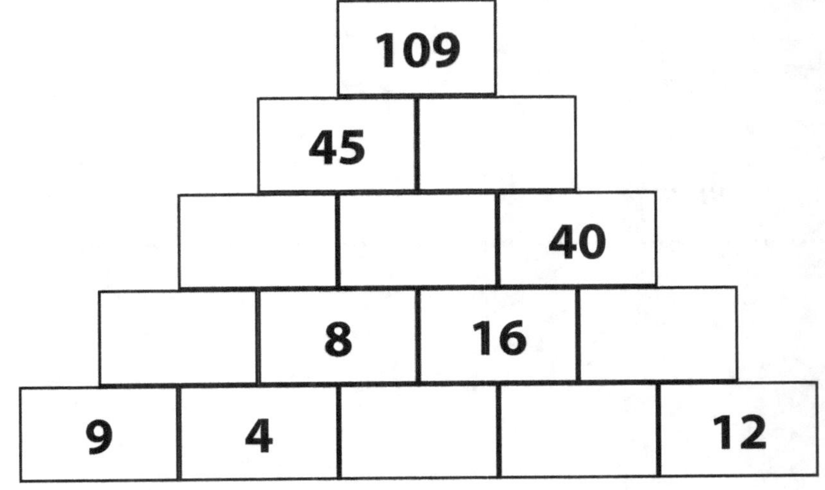

01 - Jeder Mensch hat 10 Finger an zwei Händen. Doch wie viele Finger sind an fünf Händen?

....

....

02 - Zwei Väter und zwei Söhne stellen sich nebeneinander vor einem großen Spiegel. Doch im Spiegelbild sind nur drei Personen zu sehen. Wie kann das sein?

....

....

03 - Der Läufer mit der Startnummer 10 überholt bei einem 800m Lauf den Wettkämpfer, der sich Zurzeit auf dem 3. Platz befindet. Auf welchem Platz befindet sich, nach dem Überholvorgang, der Läufer mit der Nummer 10?

....

....

04 - In den exklusiven Buchstabenclub dürfen nur sehr privilegierte Buchstaben eintreten. Beim letzten Treffen hat sich ein Buchstabe Zutritt verschafft, der nicht zur auserwählen Schicht gehört. Welcher Buchstabe war das?

P G D B L C S

....

....

05 - Vor einer Kirche in Südamerika wird jeden Morgen ein Korb mit Früchten aufgestellt. Aus diesem dürfen hungrige Menschen für sich und ihre Familien Früchte herausnehmen. Damit aber der Korb nicht schon vom ersten Besucher komplett geleert wird, darf jeder nur ein Drittel mitnehmen. An diesem Tag waren zwei Frauen und ein Mann gekommen und jeder von ihnen hatte 1/3 der Früchte mitgenommen. Als der Pfarrer am Abend den Korb wieder hereinholte, waren noch acht Früchte im Korb.

Wie viele waren es am Morgen?

....

....

06 - Mr. Day befindet sich am 09. März um 09.54 Uhr auf den Frankfurter Flughafen. Sein Flug nach Hong Kong startet um 11.46 Uhr Ortszeit. Die Zeitverschiebung beträgt +7 Stunden. Die Flugzeit beträgt 11 Stunden.

Um wie viel Uhr Ortszeit landet Mr. Day in Hong Kong?

....

....

07 - Wie muss man einen Kugelschreiber auf den Fußboden legen, damit kein Mensch darüber steigen kann?

....

....

Logikrätsel

Welche der dargestellten Figuren sind Würfelnetze und ergeben einen geschlossenen Würfel?

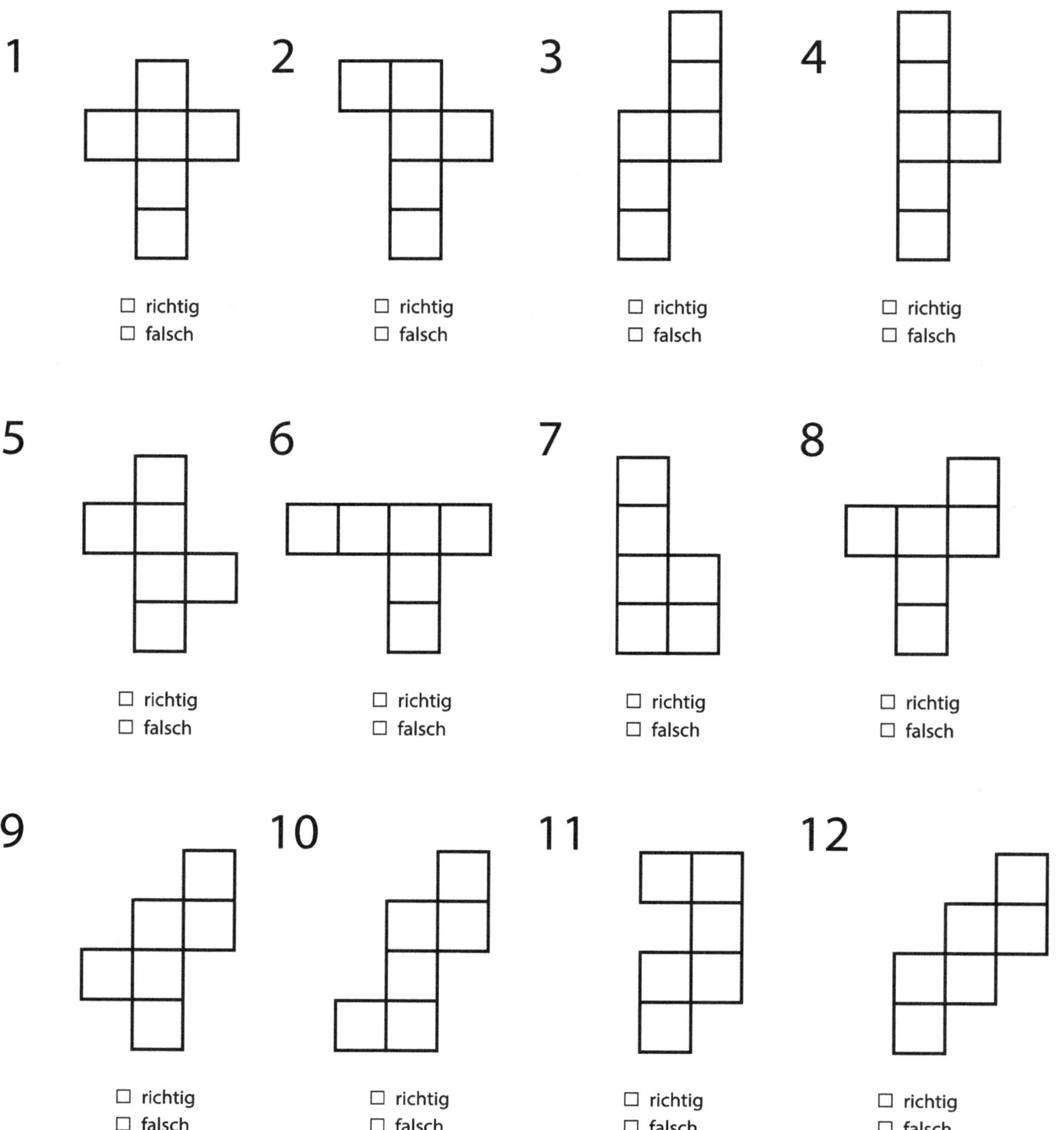

1 ☐ richtig ☐ falsch

2 ☐ richtig ☐ falsch

3 ☐ richtig ☐ falsch

4 ☐ richtig ☐ falsch

5 ☐ richtig ☐ falsch

6 ☐ richtig ☐ falsch

7 ☐ richtig ☐ falsch

8 ☐ richtig ☐ falsch

9 ☐ richtig ☐ falsch

10 ☐ richtig ☐ falsch

11 ☐ richtig ☐ falsch

12 ☐ richtig ☐ falsch

Finde den Eindringling

1-	Apfel	Birne	Katze	Banane
2-	Hund	Katze	Tiger	Pferd
3-	Rot	Grün	Gelb	Bleistift
4-	Winter	Regen	Frühling	Herbst
5-	Flugzeug	Auto	Fahrrad	Zug
6-	Fernseher	Buch	Magazin	Zeitung
7-	Klavier	Gitarre	Schlagzeug	Violine
8-	Pfirsich	Banane	Kopfsalat	Erdbeere
9-	Euro	Dinar	Cent	Stift

Kreuzworträtsel

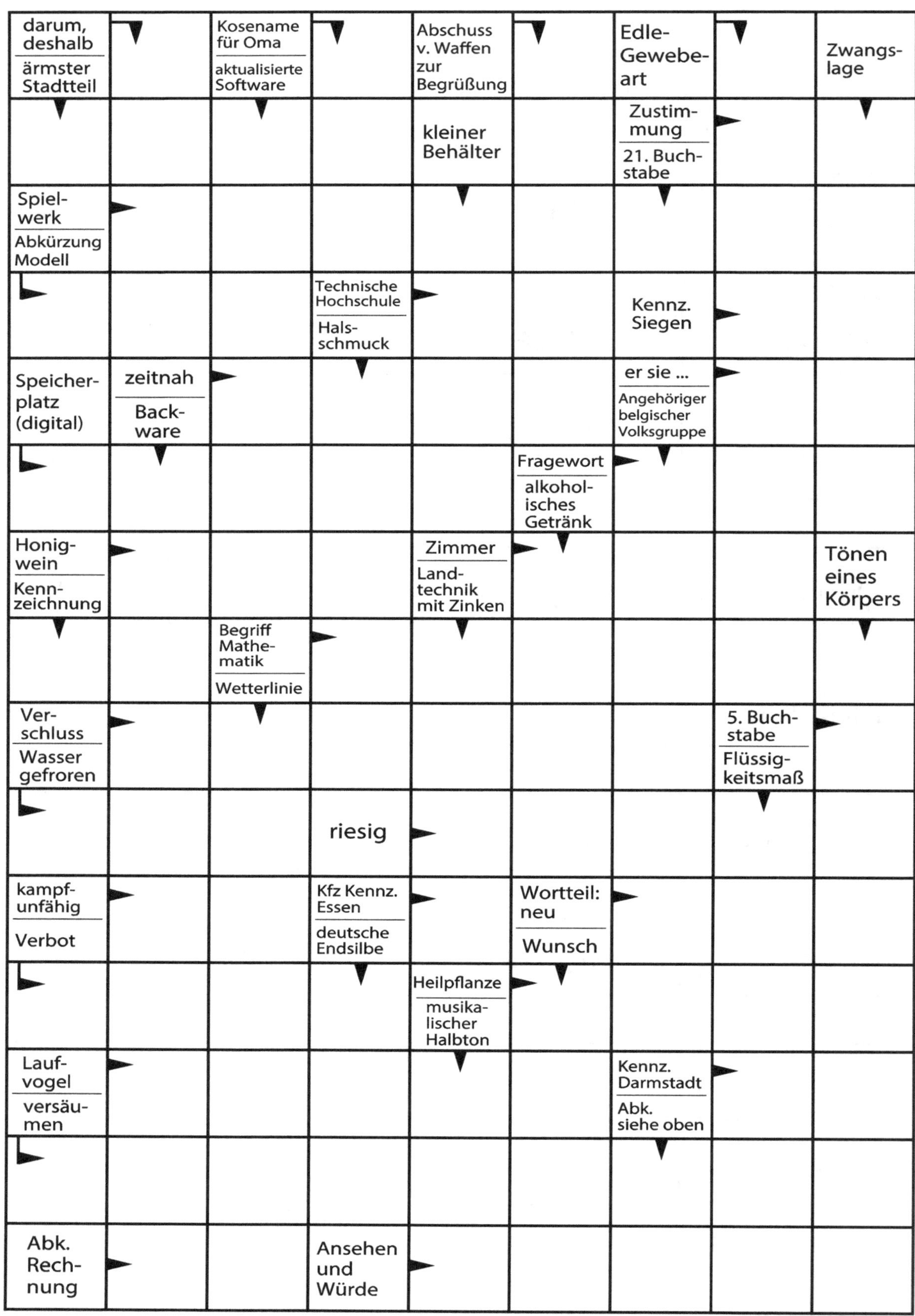

Bei diesem Rätsel musst du bei den einzelnen Gegenständen, die angegebenen Buchstaben streichen oder gegen einen neuen Buchstaben austauschen. Am Ende entsteht das neue Lösungswort.

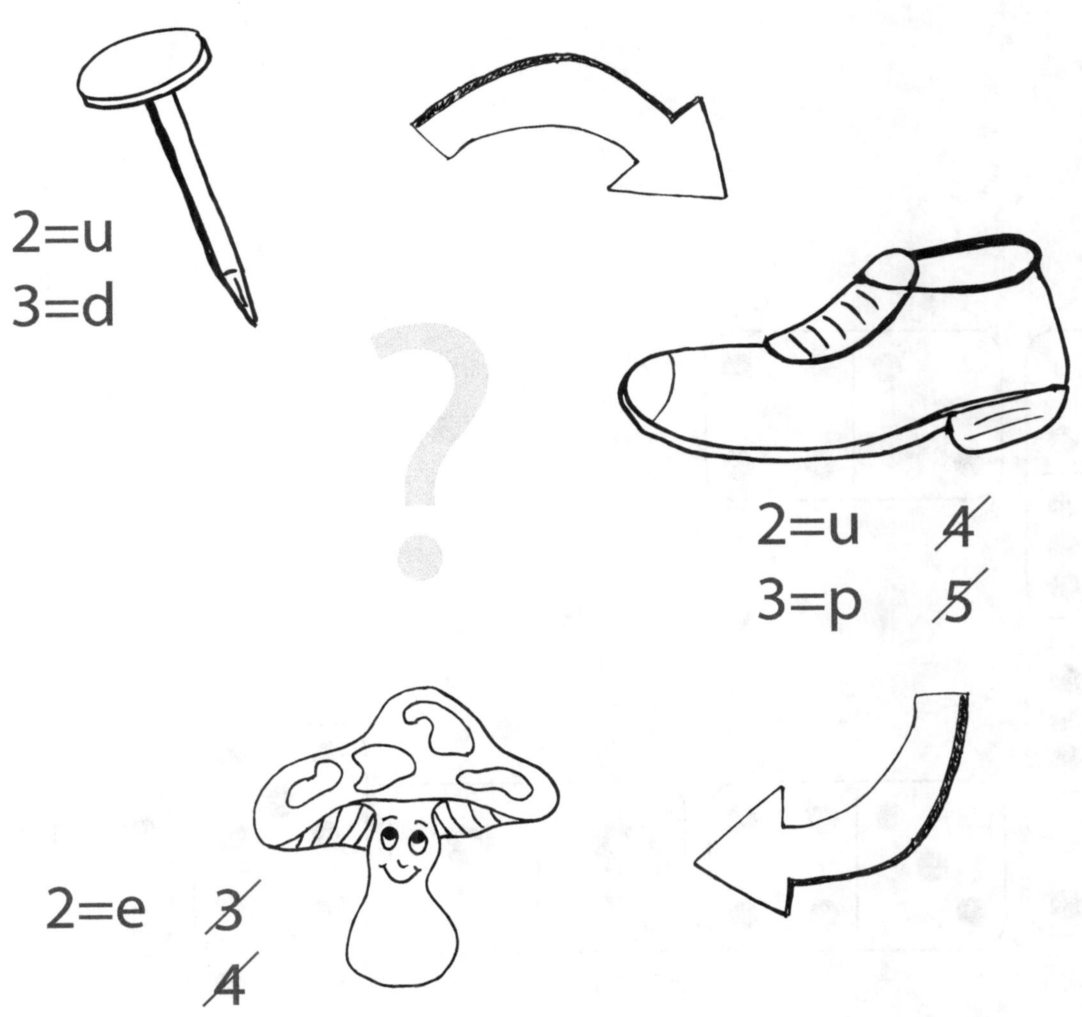

 Dominosteine

Unter den 4 unten stehenden Dominosteinen.
Wählen Sie die fehlenden Dominosteine aus, um das
Spiel zu vervollständigen

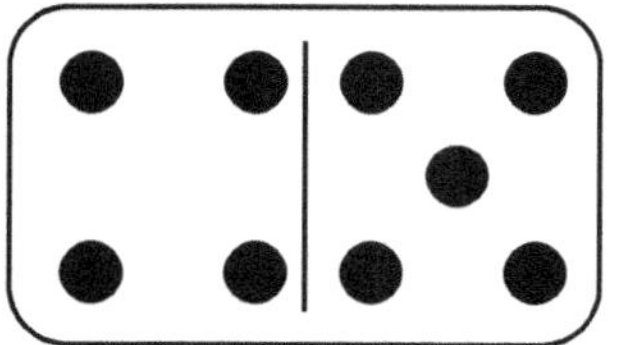 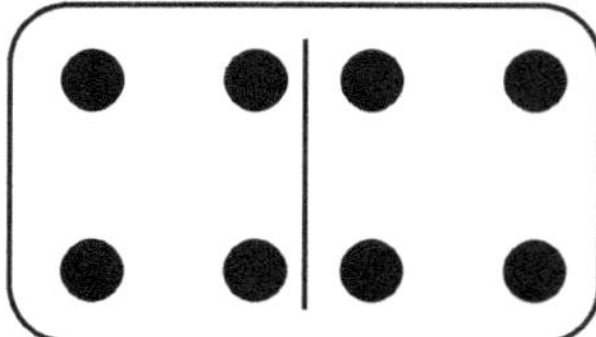 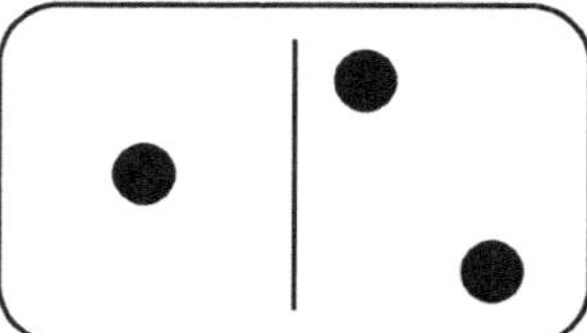 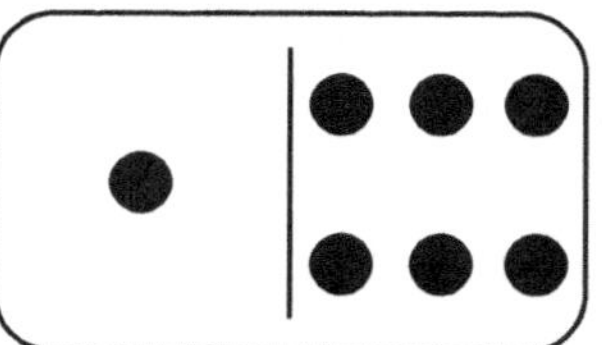

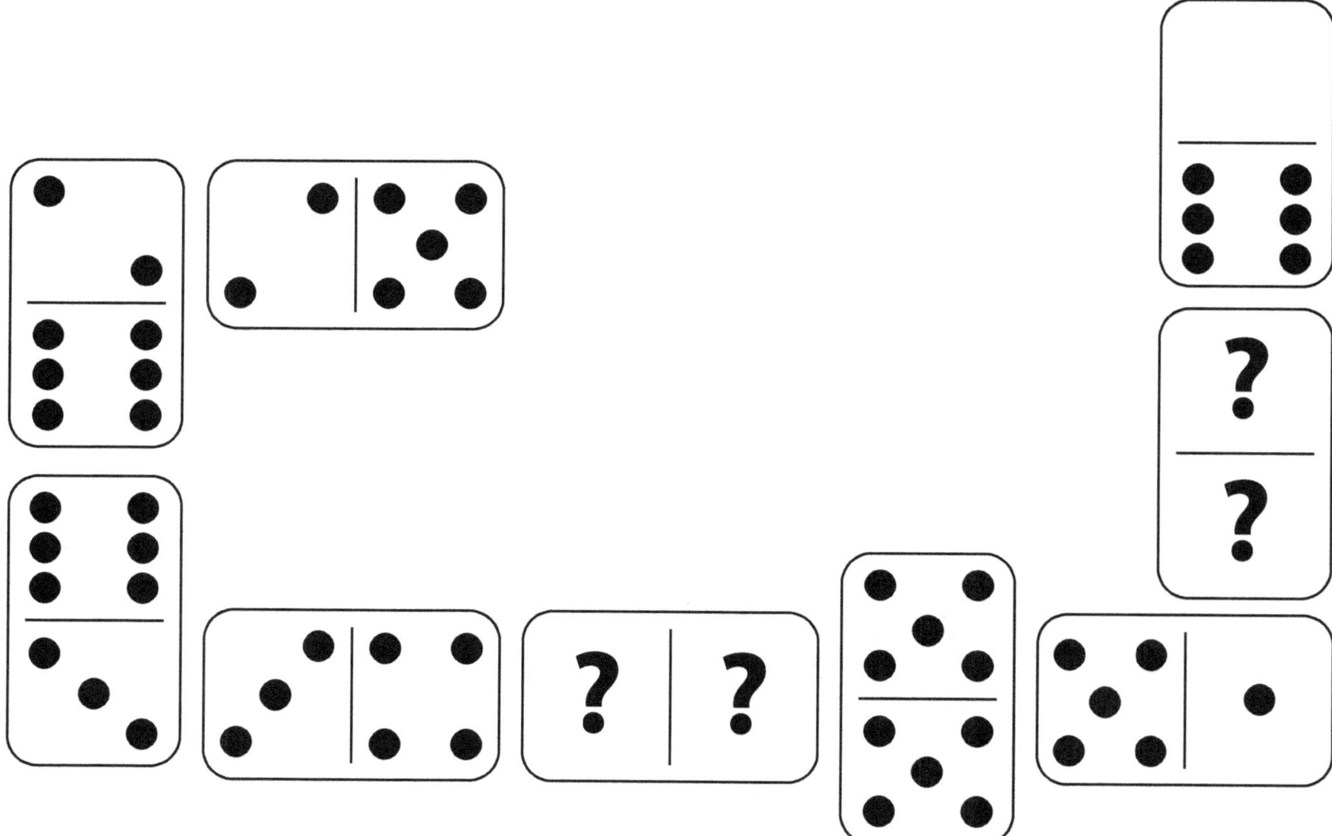

ÜBUNG NR. 73 Orientierung

Helfen Sie diesem Hund, in seinen Zwinger zurückzukehren.
Zeichnen Sie den Weg auf dem Raster entsprechend der
Richtung, die durch die Pfeile angegeben ist.

1	2	3	4	5	6	7	8	9
→	→	→	↑	↑	↑	←	↑	→

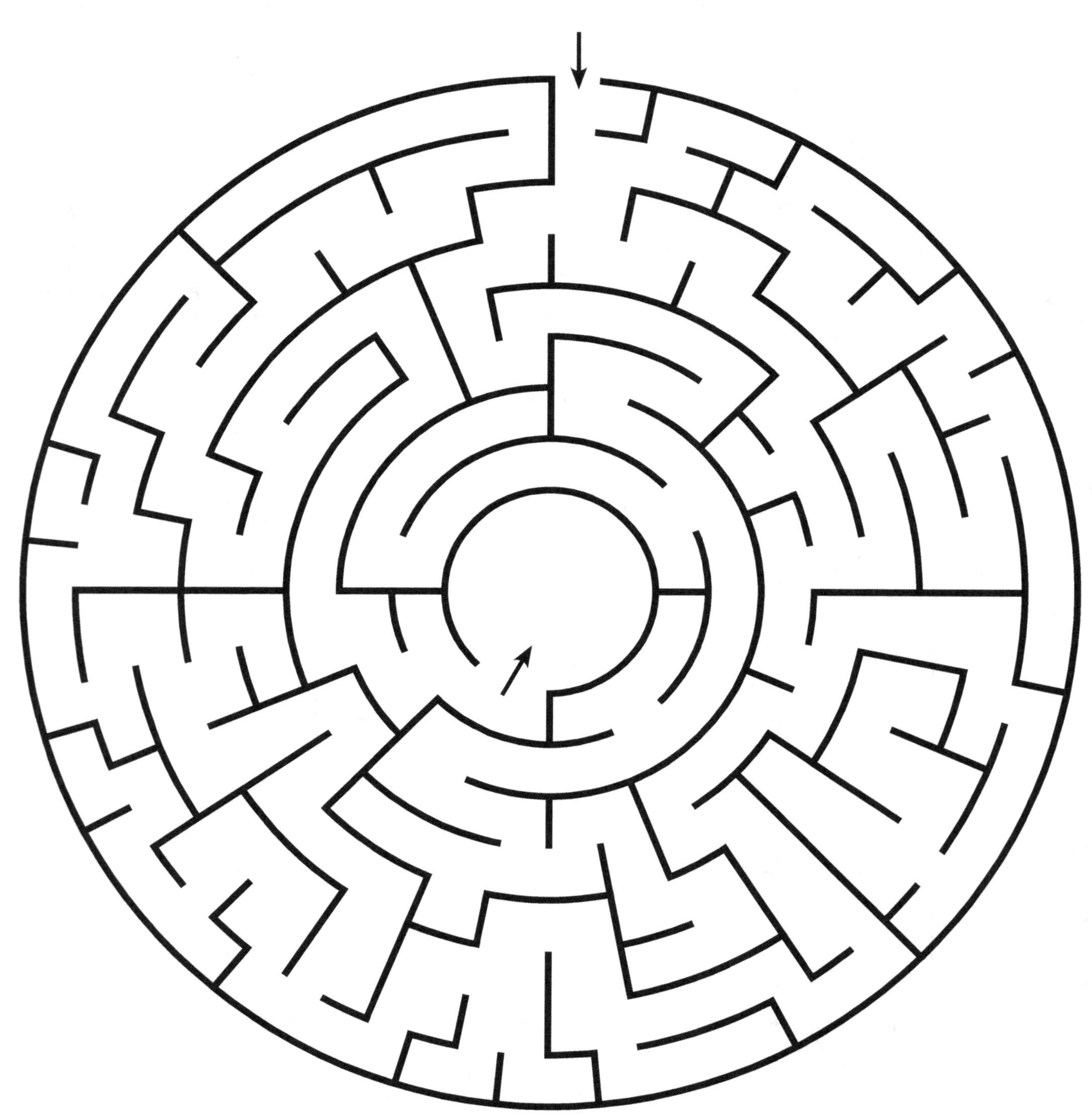

ÜBUNG NR. 75 Malbuch

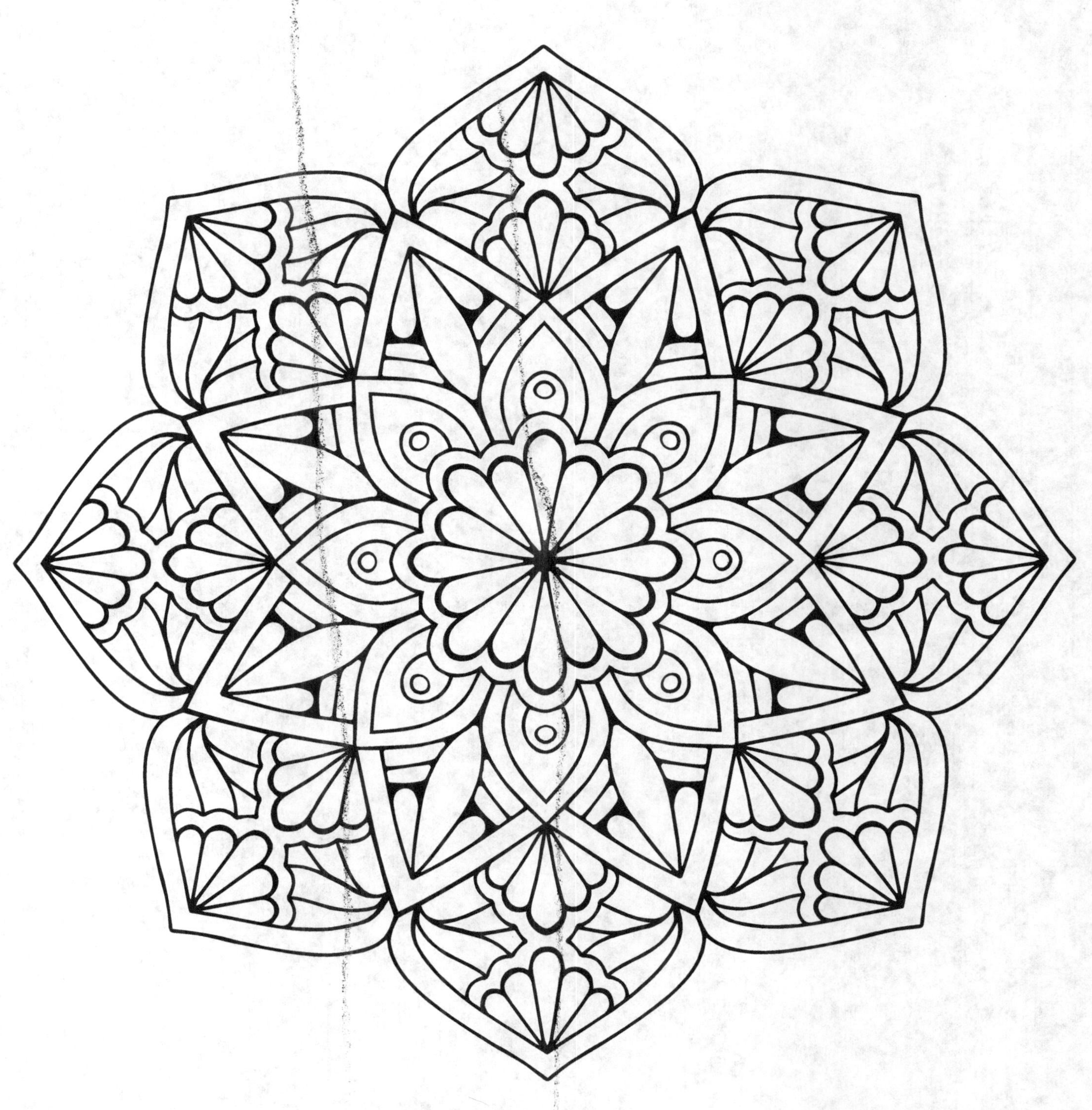

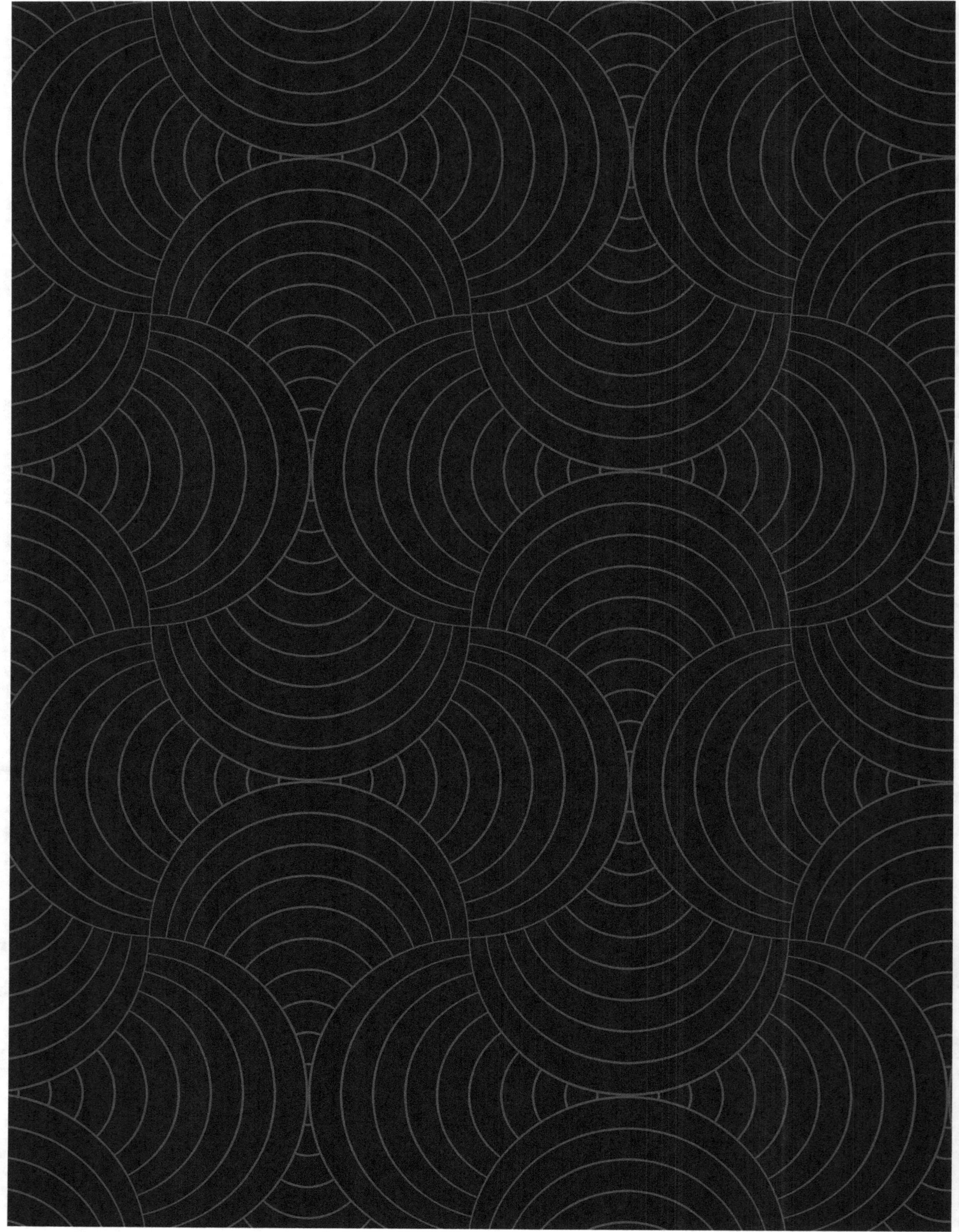

Der richtige Farbton

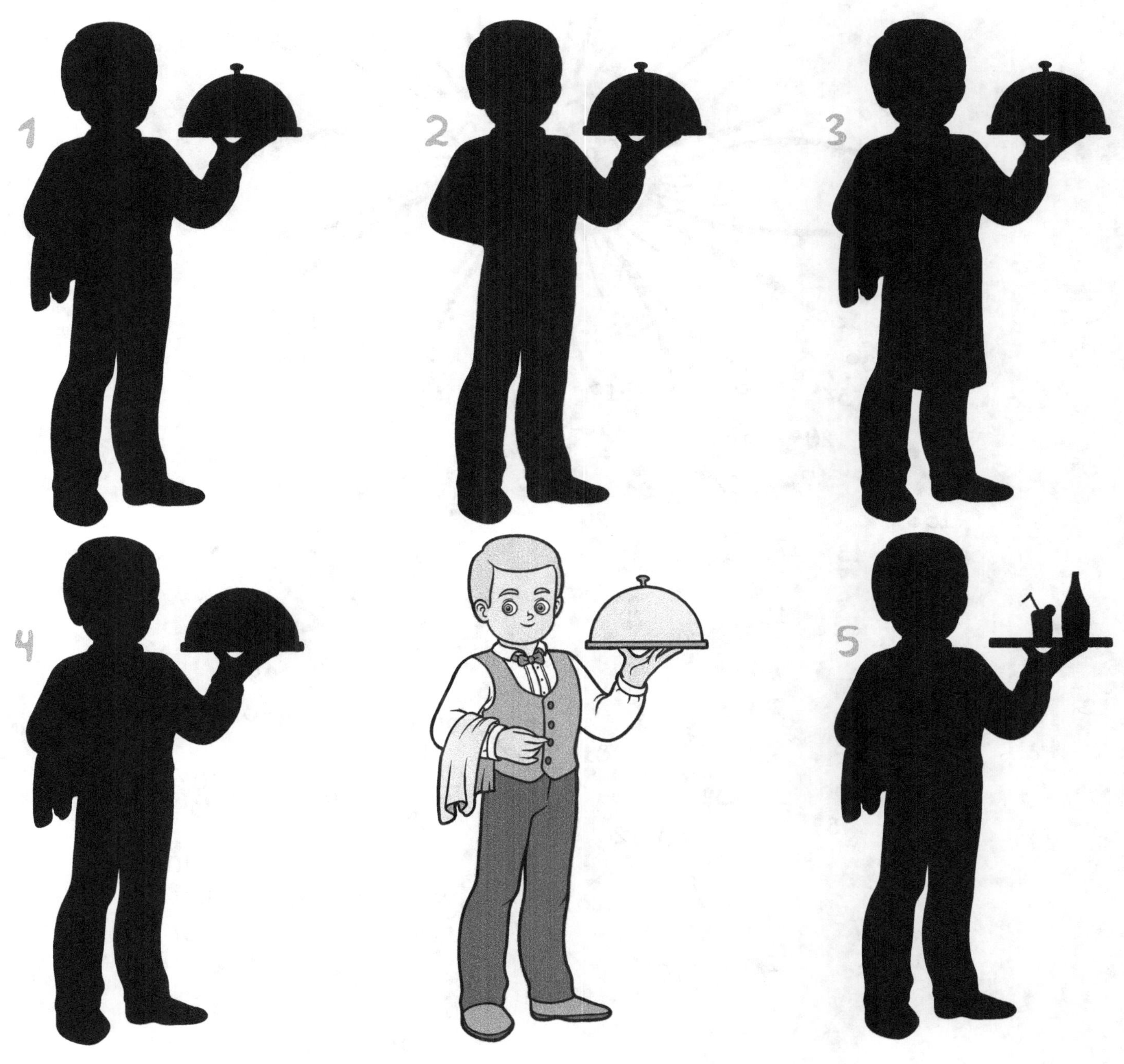

   Von Punkt zu Punkt

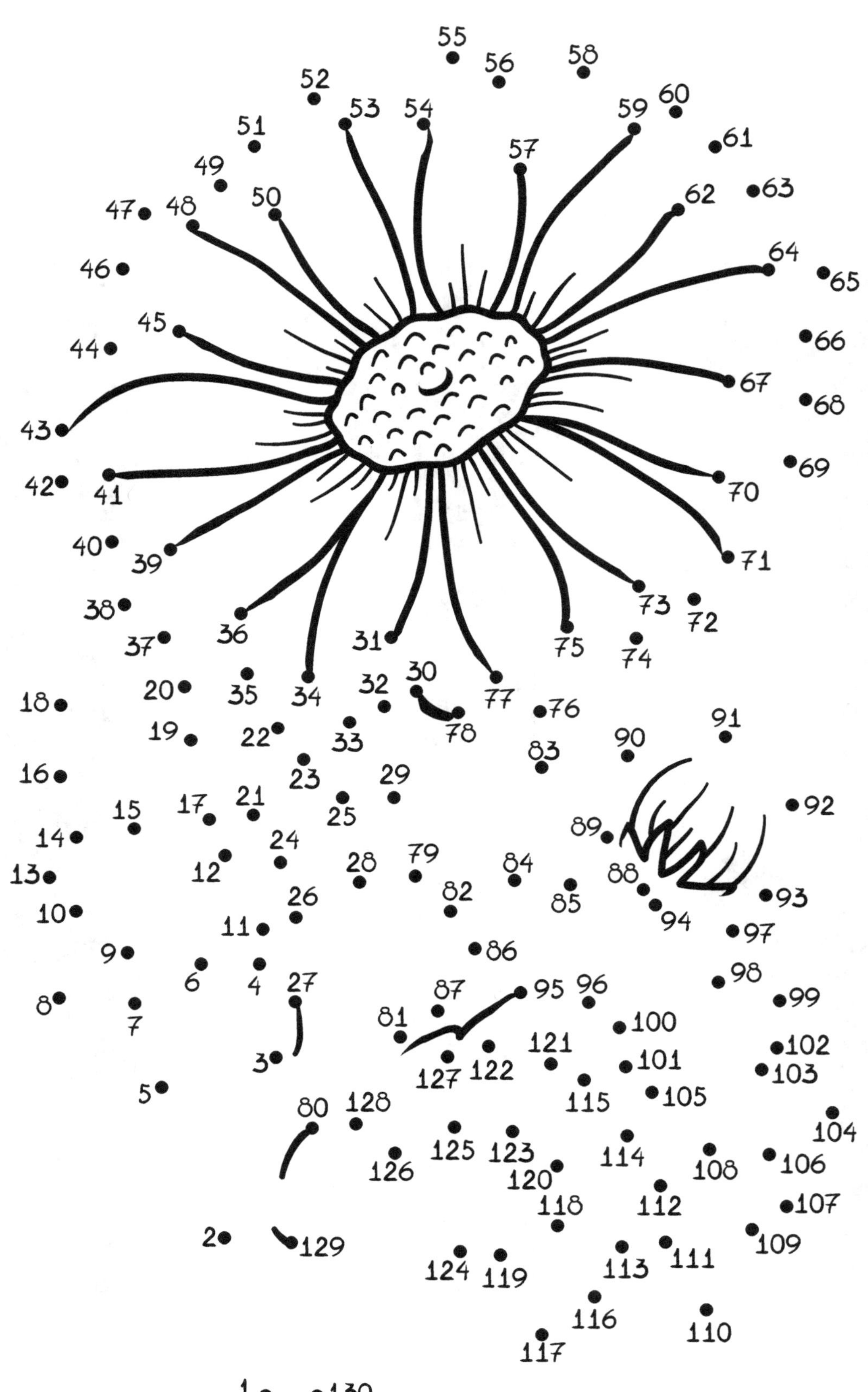

     # Zähle und Rechne

Im ersten Schritt ist deine Aufgabe, alle gleichen Figuren zu finden. In jeder Figur (z.B. Dreiecke) steht eine Zahl, diese Zahlen musst du im zweiten Schritt addieren. Diese Summe aus diesen Zahlen ist die erste Lösungszahl, die du im unteren Lösungskästchen eintragen sollst. Die Summe aus allen Lösungskästchen ergibt am Ende die eigentliche Lösungszahl.

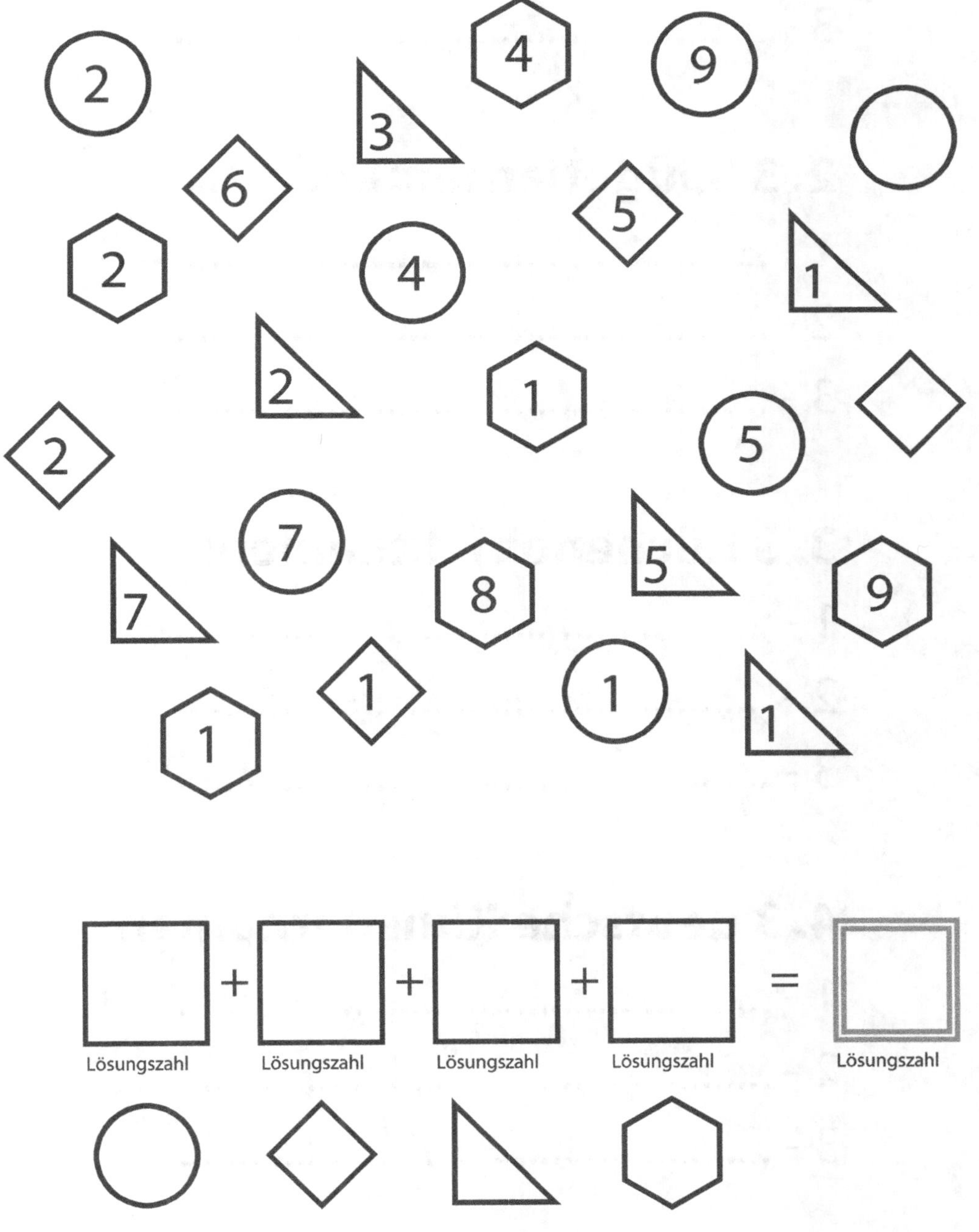

 Wortspiele

Finde die Wörter so schnell wie möglich.

1. 3 Schmucknamen:

1 - ....

2 - ....

3 - ....

2. 3 Säugetiernamen:

1 - ....

2 - ....

3 - ....

3. 3 Küchenobjektnamen:

1 - ....

2 - ....

3 - ....

4. 3 deutsche Künstlernamen:

1 - ....

2 - ....

3 - ....

    Vervollständigen Sie die Ausdrücke

1- ...., , nur die Wurst hat zwei.

2 - Die Katze aus dem...

3 - Da steppt der...

4 - Du gehst mir..

    Anagrammes

Rekonstruieren Sie die folgenden 10 Wörter,
deren Buchstaben durcheinander geraten sind.

LAW : ....   **NESRSEE :** ....

NFIELD : ....   **EBORB :** ....

IAH : ....   **LELAUQ :** ....

TFHNEKECSNI : ....   **HLÖCTRISEDLK :** ....

RBAEKB : ....   **AAL :** ....

 Dominosteine

Unter den 10 unten stehenden Dominosteinen.
Wählen Sie die fehlenden Dominosteine aus, um das Spiel zu vervollständigen

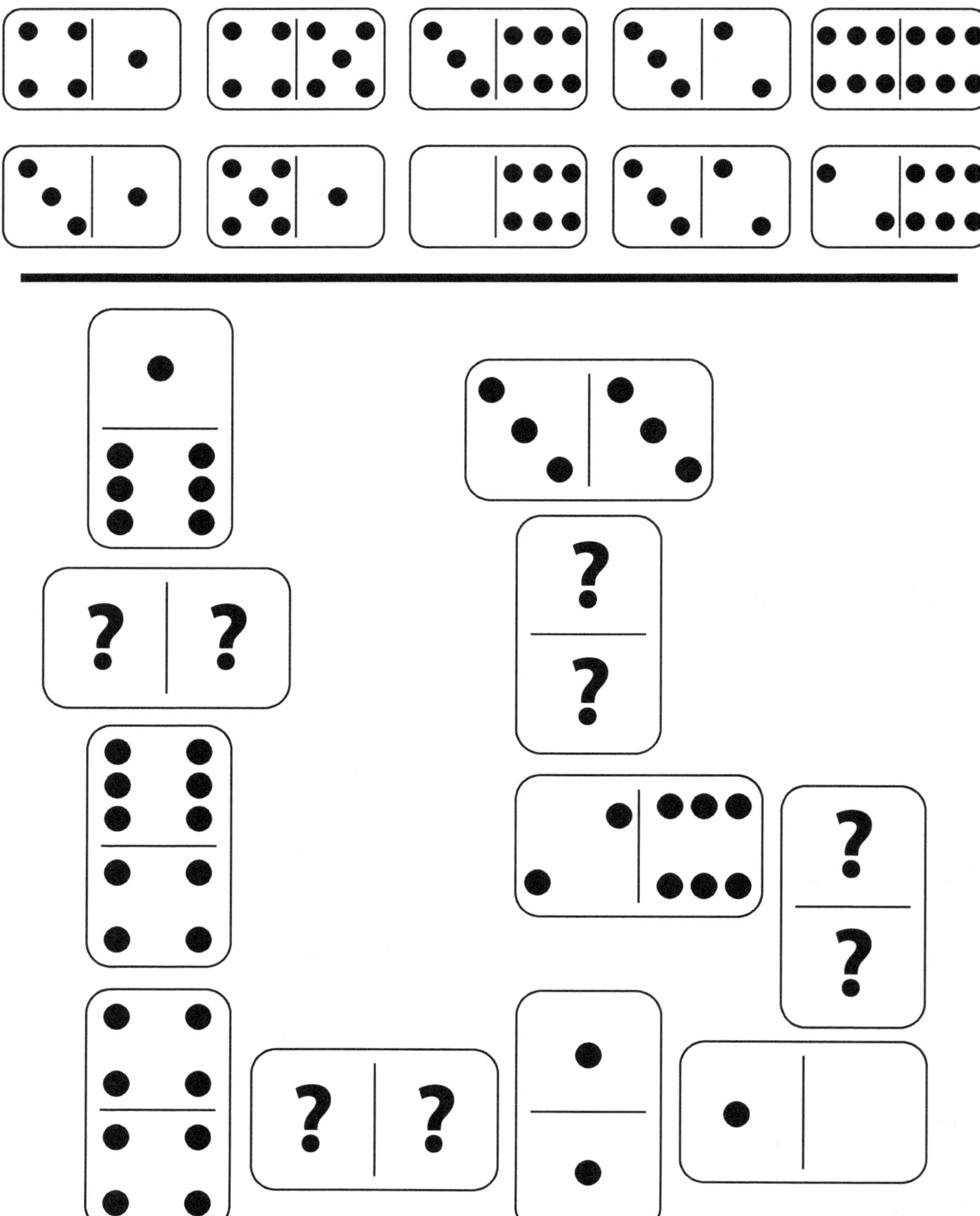

 Zahlenreihen

Versuche durch logisches Denken herauszufinden, welche
Zahlenkombination sich hinter den Zahlenreihen verbergen.

Wie lautet die nächste Zahl in der entsprechenden Zahlenreihe?

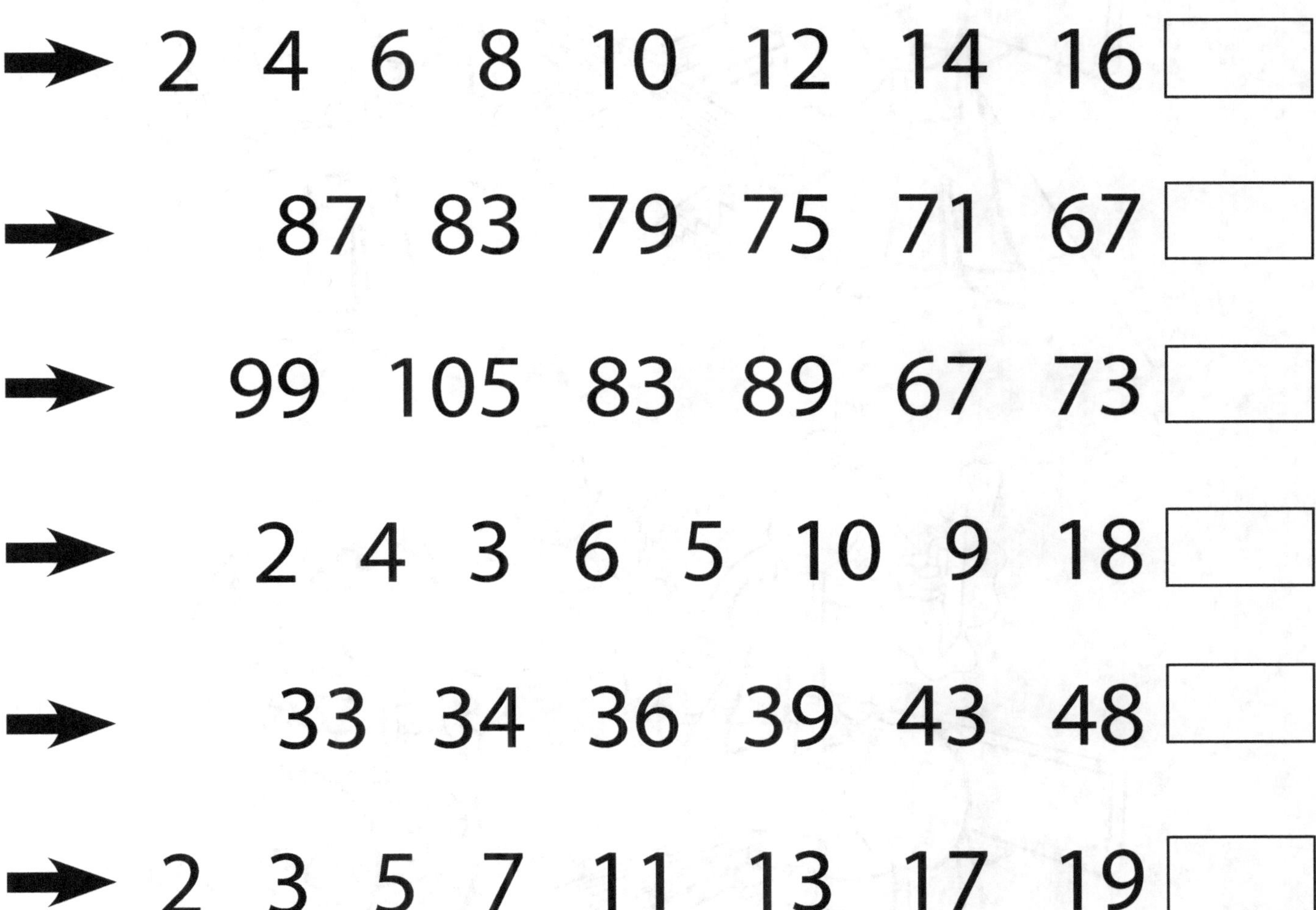

ÜBUNG NR. 84 Finde 15 Unterschiede

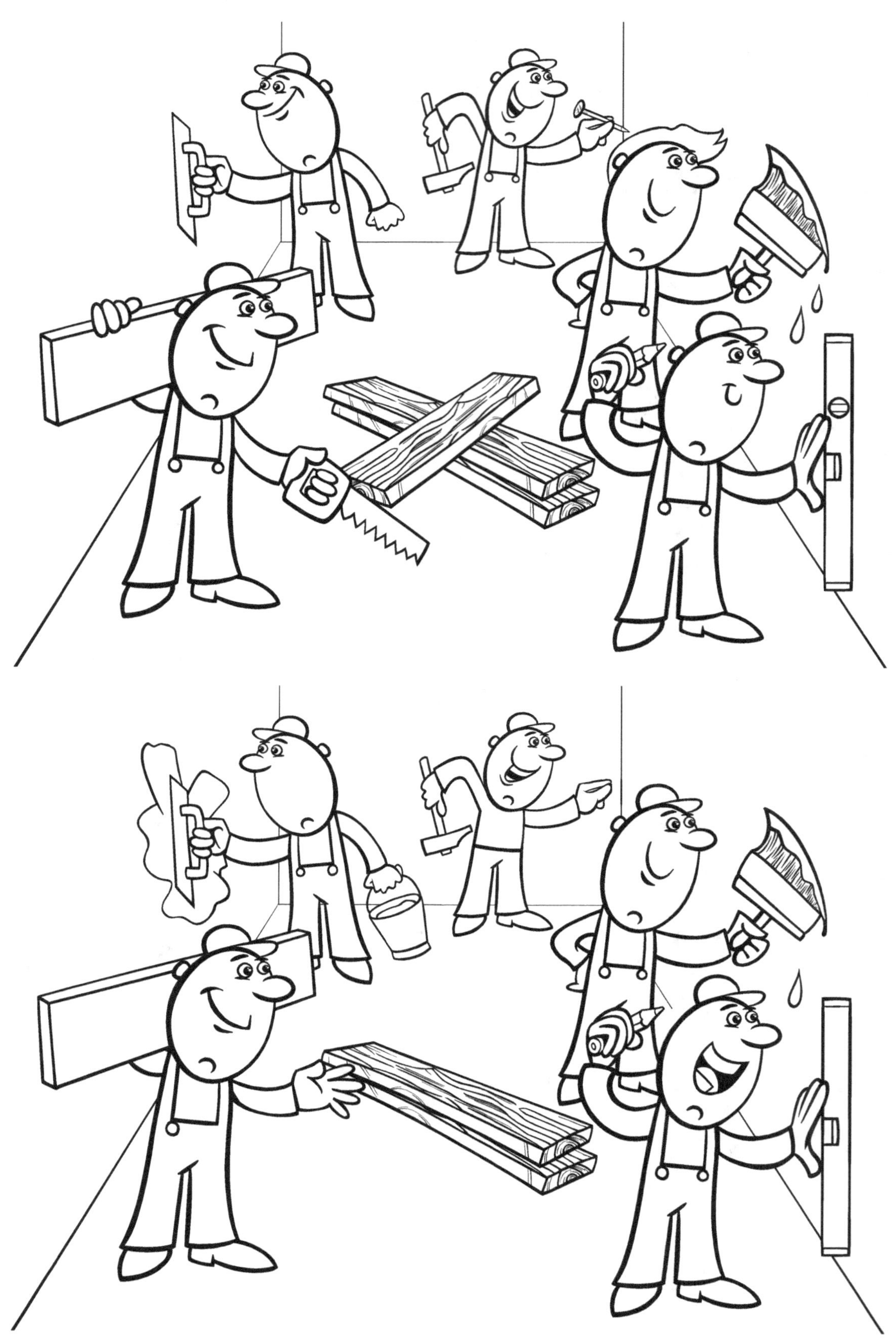

Gitterbild nachzeichnen

Zeichnen Sie die Abbildung nach

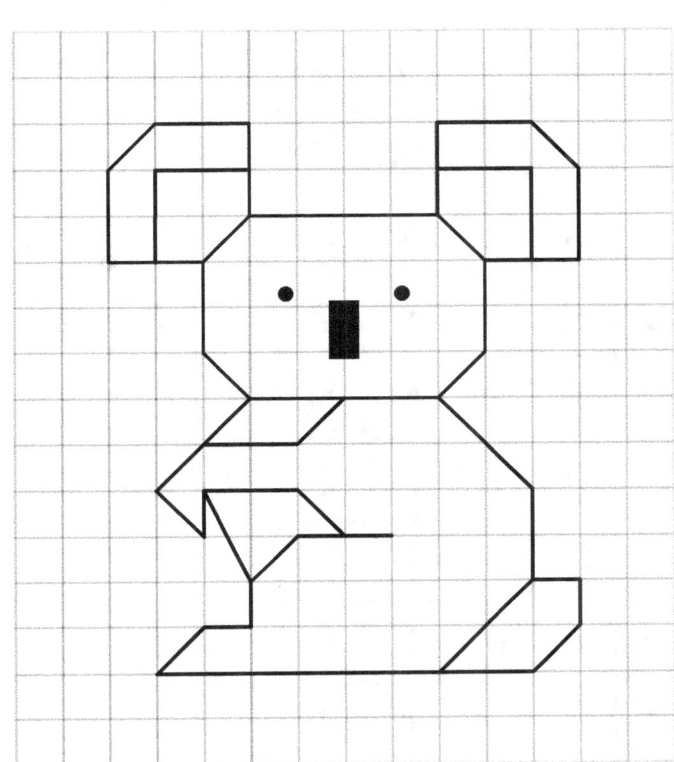

Das Wechselgeld zurückgeben

Bezahlen Sie den unten stehenden Betrag mit einem 50-Euro-Schein.

Notieren Sie den Betrag des Wechselgelds unter jeder Zahl

12	24	9	38	4	41	3	18	49	33	22	7

S	K	N	O	I	T	A	K	I	F	I	T	N	E	D	I
B	I	R	M	E	Q	U	D	F	X	G	J	G	T	H	M
R	F	E	P	G	L	K	M	V	A	Z	R	E	O	I	Z
G	C	S	O	L	K	O	M	V	F	H	N	A	C	H	Y
I	M	S	D	O	C	K	P	M	N	D	R	Q	S	H	Y
T	T	E	F	F	Y	I	W	G	R	B	V	Z	E	E	V
A	H	B	K	N	D	Q	A	O	E	W	N	N	E	W	N
R	C	R	V	E	R	Z	E	R	R	U	N	G	N	U	X
R	A	E	T	H	Q	G	A	N	M	E	L	D	U	N	G
E	L	V	A	I	R	T	D	N	A	W	E	G	N	A	E
K	H	X	R	E	E	G	P	R	I	V	A	T	C	I	E
I	C	C	T	R	Y	M	K	U	W	M	I	S	R	D	F
O	S	N	O	P	T	D	Z	O	E	L	Y	E	A	X	H
F	U	S	H	B	S	A	W	O	F	J	L	R	F	N	R
M	V	F	V	M	O	G	R	M	H	A	Q	V	B	N	V
G	I	R	C	C	P	C	T	G	G	P	J	Z	P	E	I

ANGEWANDT, ANMELDUNG, BERATER, FAHRZEUG, GALERIE, GITARRE, GRASEN, GRAT, IDENTIFIKATION, PRIVAT, REIHENFOLGE, SCHLACHT, UNTERGEORDNET, VERBESSERN, VERZERRUNG.

G -

	6						3	
			7	5	4	6		
1	5	2	9			8		
		6	8		9			5
	9	8	5		7			
			6	3		4		
8				9				6
6			4		8			
					6			

H -

5		9	6					1
		7	5					
		8				7	5	6
				4			3	8
4	3			8			2	
8		2						4
	7	5					8	
	6	3			4	2		7
1			3			5	6	9

⑧

4		6			8	
				4		
2		3				
2		3				
4			8	2		
	4			4		4
4						
				2		

⑨

6			8		4	8	
3							
3							
2		2	2		3		
2			3			2	
4		2	2	2	4		2

⑩

4		2	4			6	
					3		
4		3					
		6			3		
2					3		
2		4		4		2	
4						4	
			4				

⑪

8		4		2	4		2
		8		4			
				6			2
2							
2				2	6		
4		4					
				2		2	

ÜBUNGNR. 90   Labyrinth

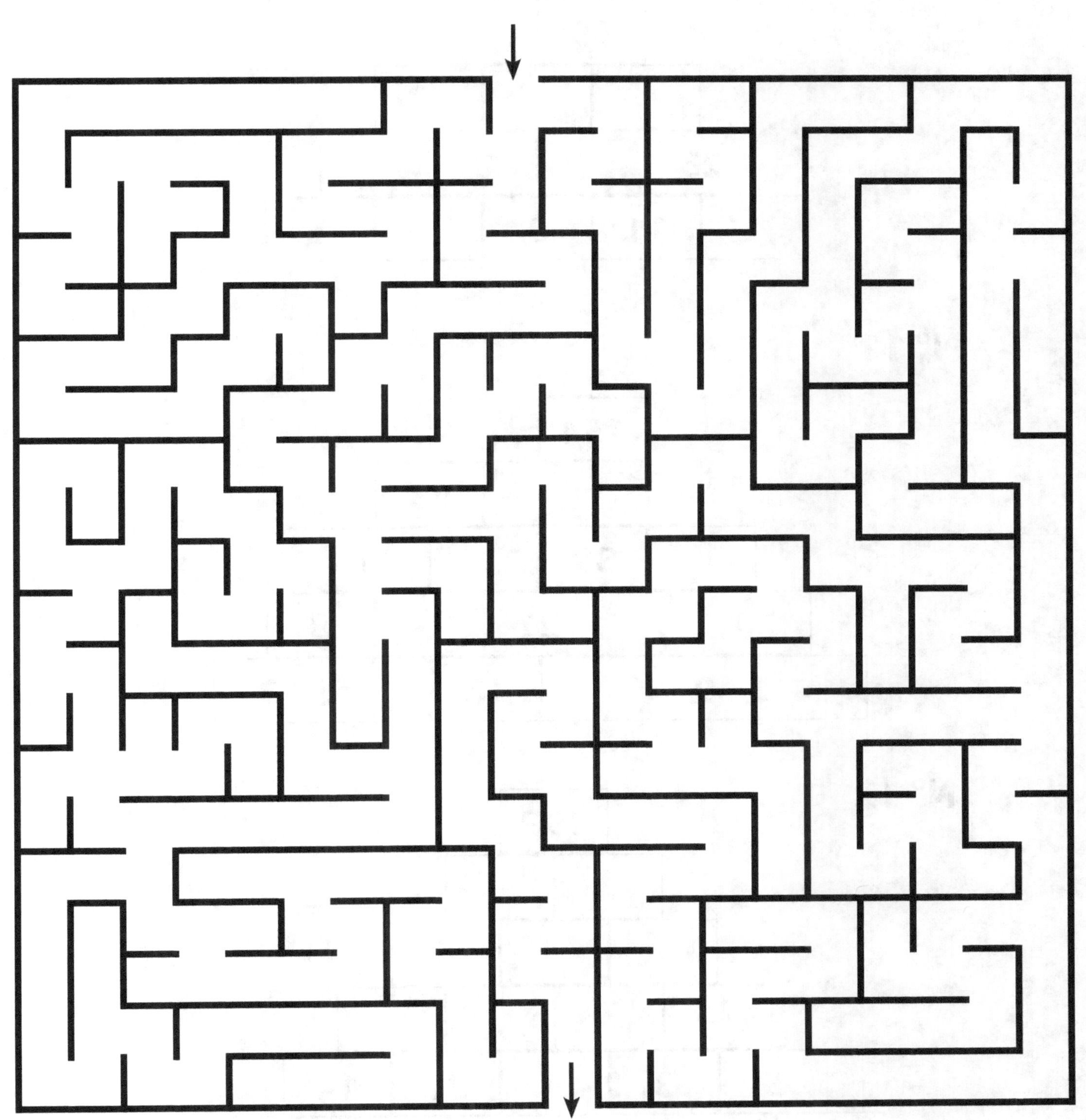

 Additionspyramiden

N° 10

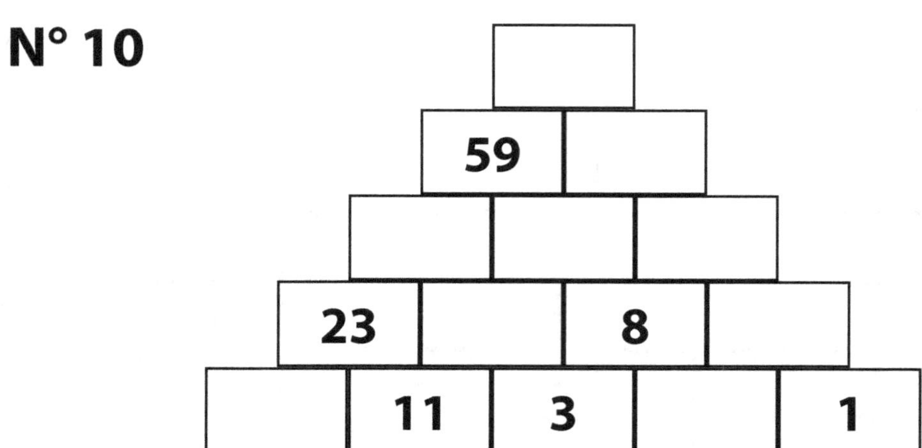

N° 11

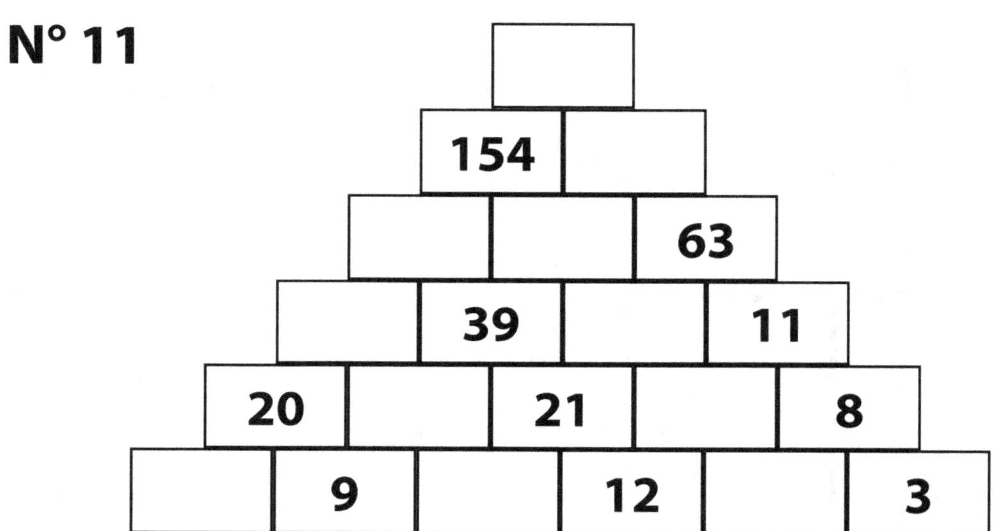

N° 12

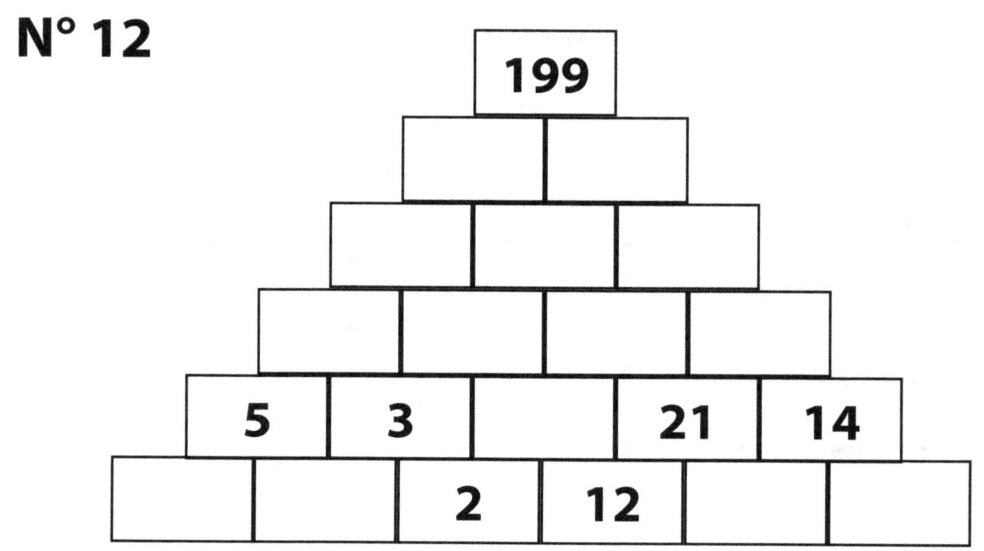

Kreuzworträtsel

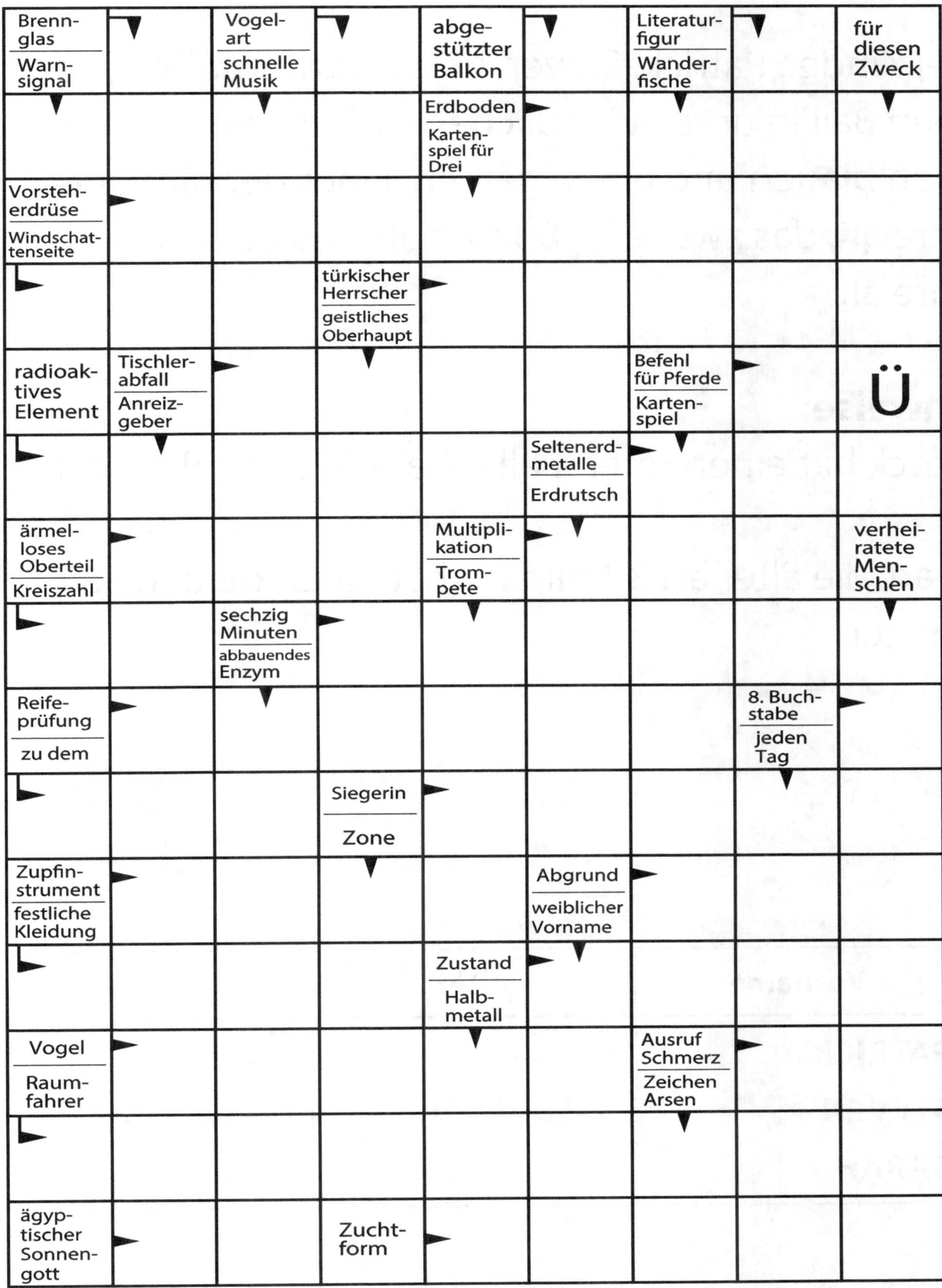

Drei Kinder, Patrick, Steven und Sarah, erhalten jeweils einen Ball in unterschiedlichen Farben; einen roten, einen blauen und einen gelben. Eines der Kinder ist 7 Jahre alt, das zweite ist 8 Jahre alt und das dritte ist 9 Jahre alt.

Hinweise:

Patrick hat einen roten Ball erhalten. Er ist nicht 7 Jahre alt.

Sarah, die älter als 8 Jahre ist, hat einen gelben Ball erhalten

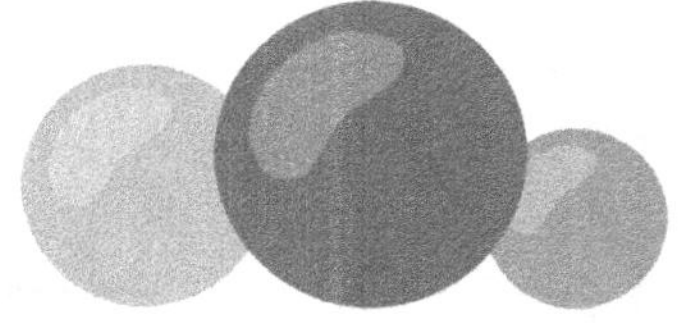

Vorname	Alter	Farbe
PATRICK	------------	------------
STEVEN	------------	------------
SARAH	------------	------------

ÜBUNGNR. 94   Dominosteine

Platzieren Sie die 4 Dominosteine im Spiel so, dass die Summe der Punkte jeder Zeile und jeder Spalte 14 ergibt

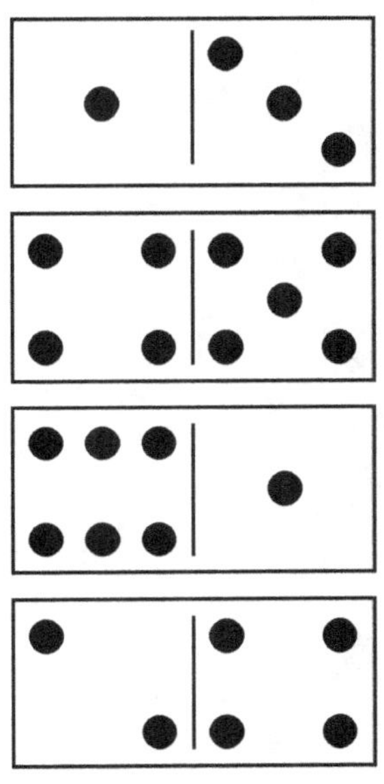

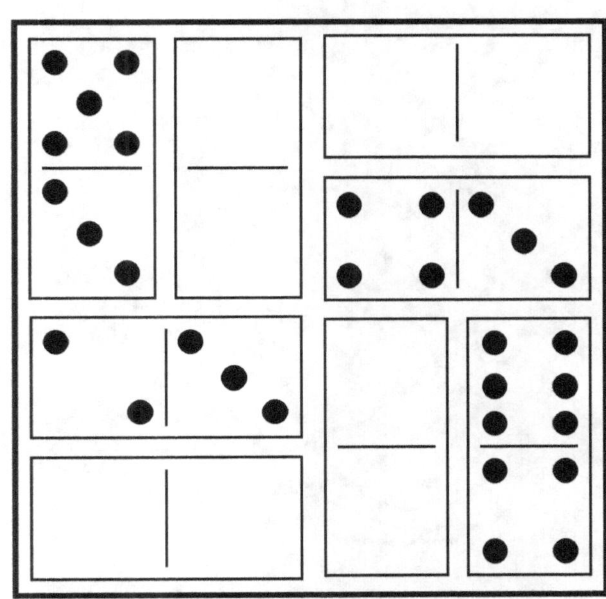

ÜBUNGNR. 95   Berechne

Mit den mathematischen Symbolen +, -, x, / und den Klammern vervollständigen Sie das folgende Problem:

$$5 \quad 5 \quad 5 \quad 5 \quad 5 \quad 5 = 55$$

ÜBUNGNR. 96 Beobachtung

Finden Sie die Anzahl der in dieser Abbildung dargestellten Eier.

Eier: _ _ _ _ _ _ _ _

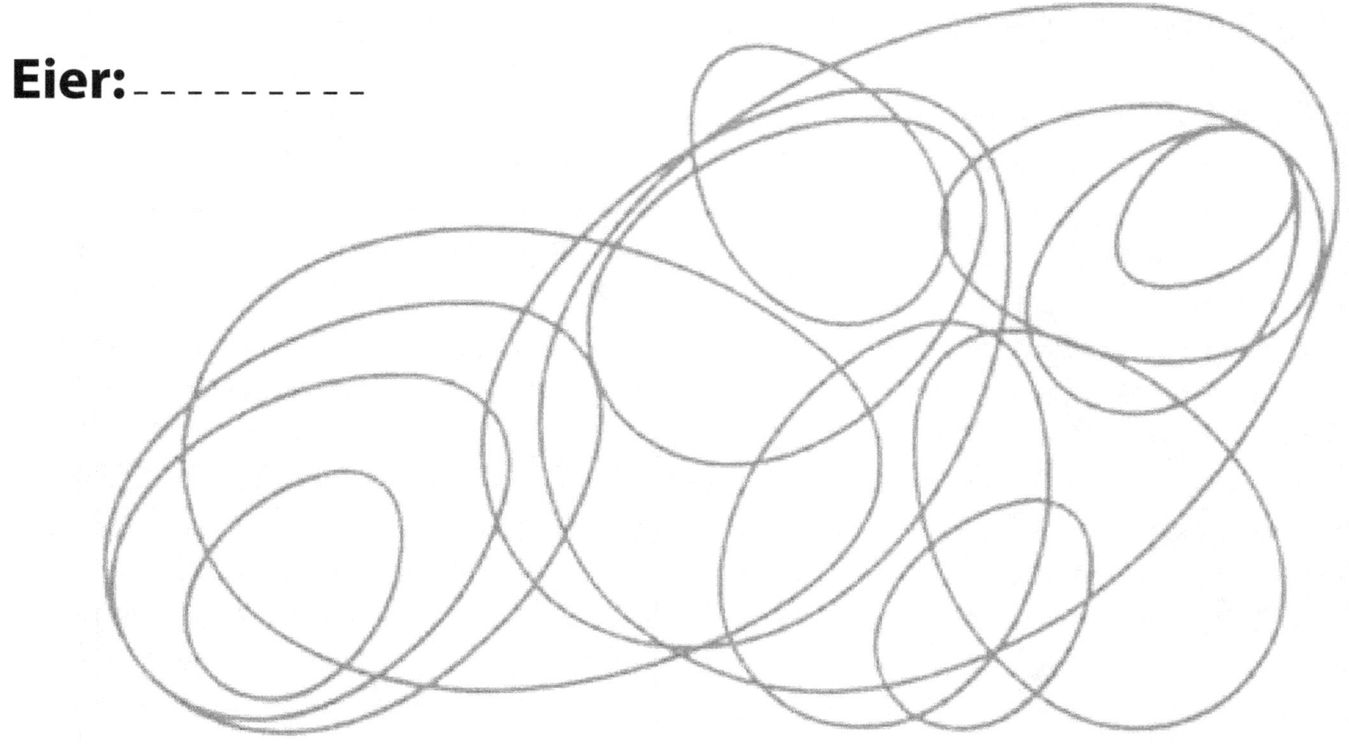

ÜBUNGNR. 97 Rätsel

Ich habe 2 Vasen: eine mit 3 Litern und eine mit 5 Litern. Zu Beginn sind die Vasen leer. Ich habe einen Wasserhahn. Ich möchte nur 4 Liter in meine Vase füllen, die 5 Liter fassen kann. **Wie mache ich das?**

....

....

Finde 15 Unterschiede

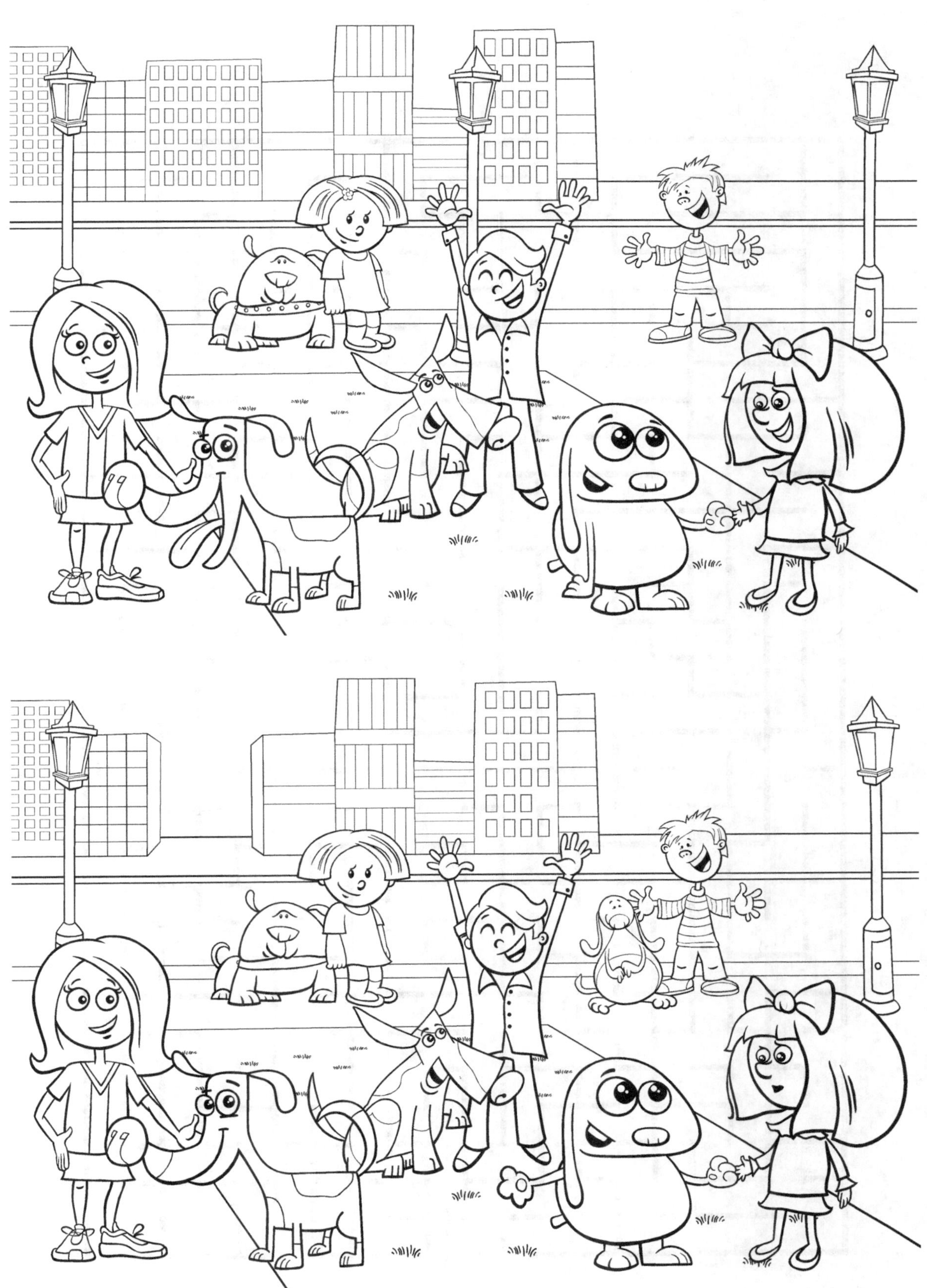

ÜBUNGNR. 99   Labyrinth

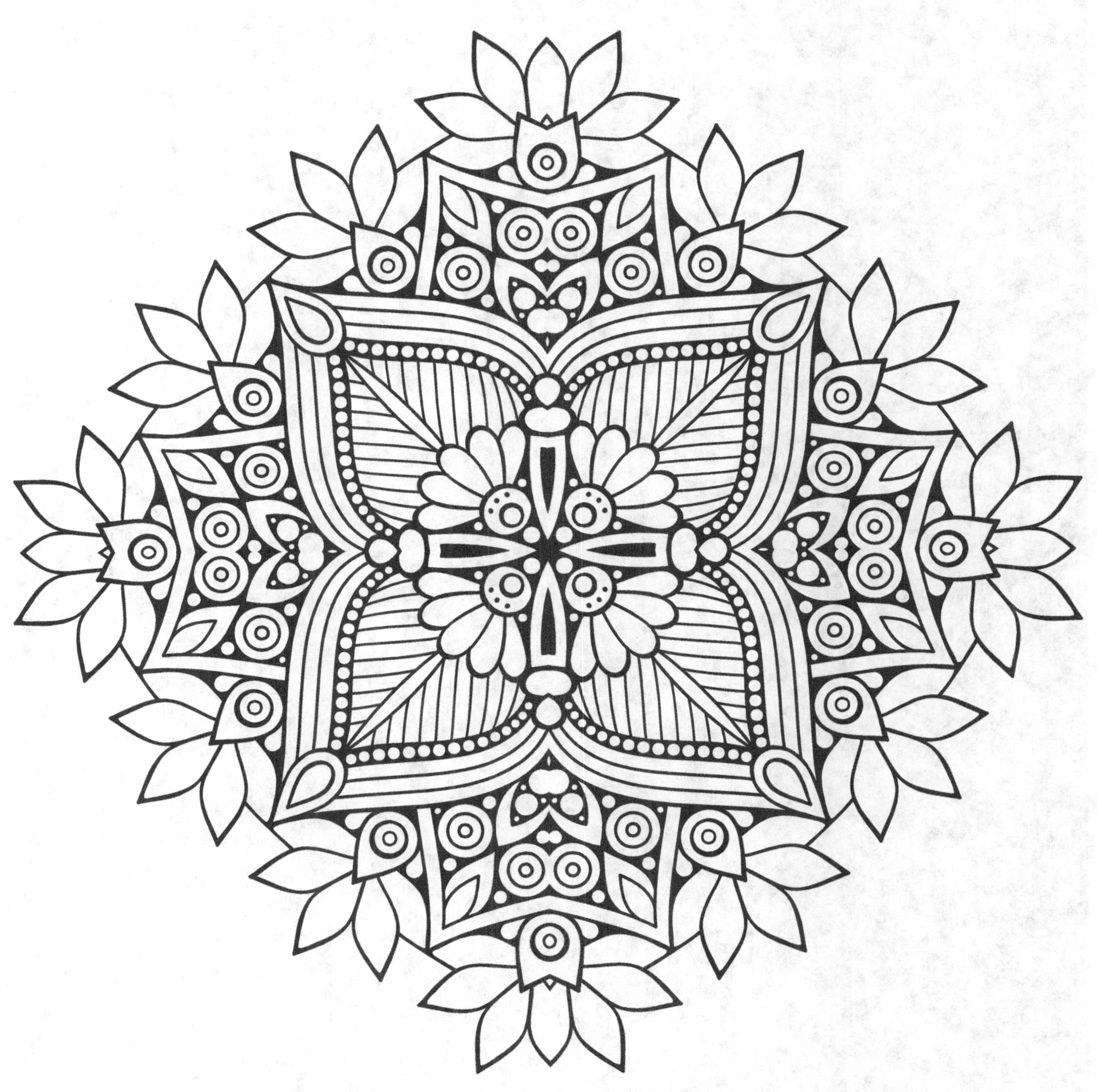

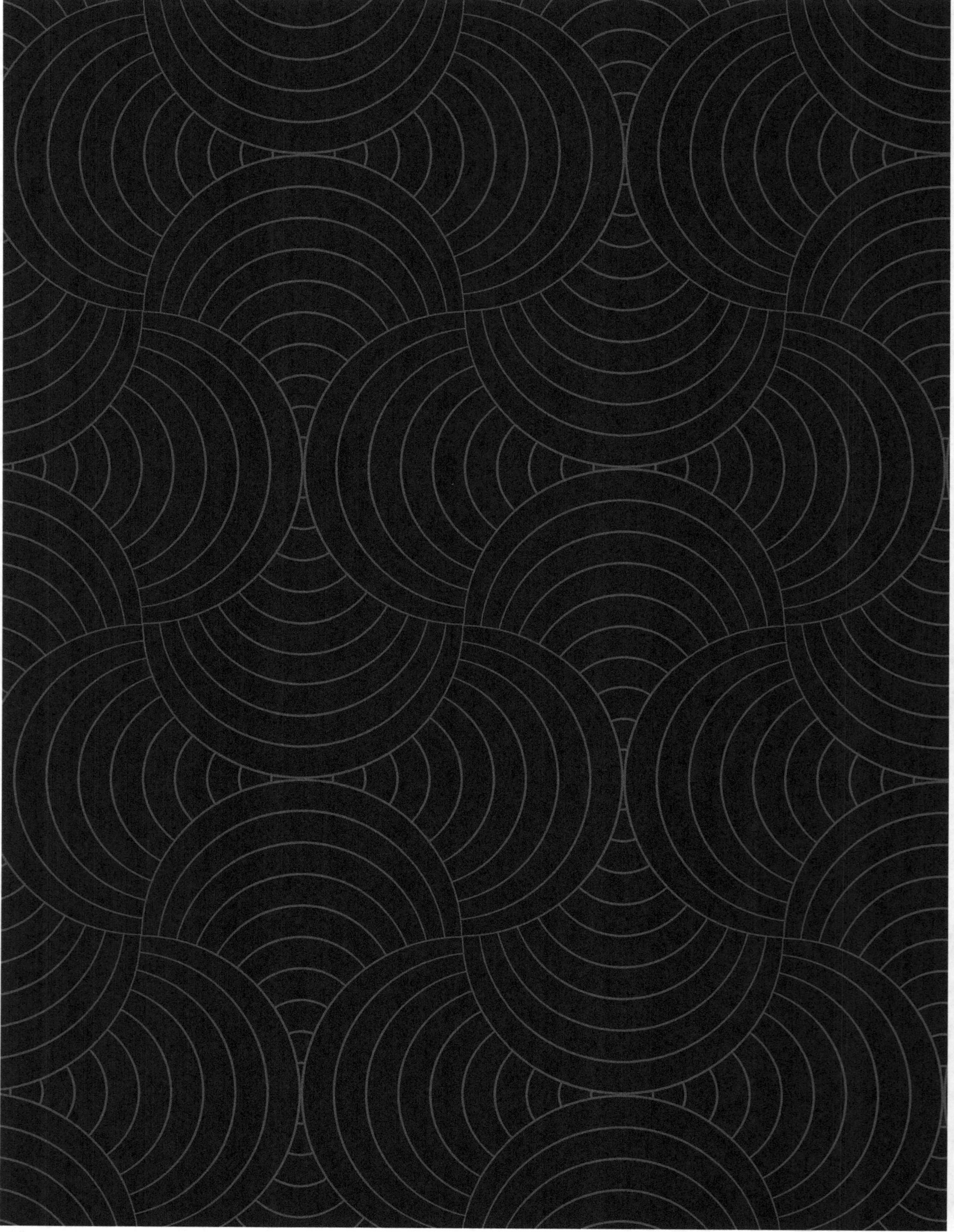

LÖSUNGEN

ÜBUNG NR. 1 : Wortspiele

A- Familie, Fahrzeug, Fantasie, Fabrik...
B- Gebäude, Radiator, Bedar, Abendkleid
C- Lehrer, Bäcker, Maler, Fahrer

ÜBUNG NR. 2 : Sudoku

A :

6	1	9	4	8	5	7	2	3
8	3	7	9	2	6	1	5	4
4	2	5	7	1	3	9	8	6
1	4	3	8	5	9	6	7	2
7	5	2	1	6	4	3	9	8
9	8	6	2	3	7	4	1	5
3	9	4	5	7	2	8	6	1
5	7	1	6	4	8	2	3	9
2	6	8	3	9	1	5	4	7

B :

5	6	3	8	9	7	1	2	4
7	9	2	4	1	6	8	3	5
8	4	1	2	3	5	9	7	6
6	7	5	9	2	8	4	1	3
9	1	8	3	5	4	7	6	2
3	2	4	7	6	1	5	9	8
2	5	7	6	4	9	3	8	1
4	3	9	1	8	2	6	5	7
1	8	6	5	7	3	2	4	9

ÜBUNG NR. 3 : Wortsuche

F	E	L	F	A	O	E	E	A	G	Z	B	B	M	W	R
E	L	J	K	Y	B	F	P	H	M	E	U	C	U	I	T
I	L	S	G	L	A	L	S	D	C	N	N	U	U	I	E
F	Ü	R	Ö	S	O	B	E	X	C	O	L	I	E	Q	N
V	H	W	S	T	T	E	R	A	H	C	P	K	U	R	F
U	E	A	R	R	Ä	M	I	P	W	V	G	R	N	S	I
G	D	W	J	A	S	T	A	Y	W	I	Q	M	L	B	L
E	U	A	E	L	P	H	I	S	T	K	Z	L	O	K	A
U	Ä	R	H	U	J	H	E	L	S	J	E	G	C	M	D
V	B	V	C	D	W	W	A	B	A	I	R	O	I	S	E
I	E	L	I	O	M	H	N	Q	R	N	E	U	C	W	W
I	G	U	T	M	H	K	M	A	C	N	O	R	Y	U	D
I	K	R	S	C	E	R	G	O	N	O	M	I	E	M	T
K	R	X	A	S	C	H	W	E	L	L	E	U	G	N	A
U	L	N	P	P	V	Y	U	U	I	K	T	A	P	E	U
T	I	E	K	H	C	I	L	T	N	E	S	E	W	K	R

ÜBUNG NR. 4 : Finde den Eindringling

1- Pinguin, 2-Schwimmen, 3- Woche, 4- Schlagzeug, 5- Katze, 6- Klempner, 7- Augenbraue, 8- November, 9- Stift

ÜBUNG NR. 5 : Verbinde die Gegensätze

1. Groß - Klein \ 2. Hell - Dunkel \ 3. Heiß - Kalt \ 4, Jung - Alt \ 5. Dick - Dünn 6\ . Vorwärts - Rückwärts \ 7. Schnell - Langsam \ 8. Laut - Leise \ 9. Stark - Schwach \ 10. Oben - Unten

ÜBUNG NR. 6 : Verbinde die Synonyme

1. Glücklich - Froh\ 2. Schnell - Rasch \ 3. Essen - Speisen \ 4. Haus - Wohnung \ 5. Schön - Hübsch \ 6. Kalt - Eisig \ 7. Buch- Werk

ÜBUNG NR. 7 : Finde die richtige Anzahl von Quadraten

28

ÜBUNG NR. 8 : Vervollständigen Sie die Ausdrücke

1. alles zu seiner Zeit
2. alte Freunde, alten Wein und alte Schwerter soll man nicht vertauschen
3. die Feder ist mächtiger als das Schwert
4. die Sprache eines Volkes ist seine Seele
5. es ist nicht alles Gold, was glänzt
6. früh steh auf, wer ein Meister werden will
7. halt dich rein, acht' dich Klein
8. jeder ist Herr in seinem Hause
9. keine Rose ohne Dornen
10. kurze Abendmahlzeit macht lange Lebenzeit

ÜBUNG NR. 10 : Sätze durcheinander geworfen

1 - lieber spät als nie.
2 - man soll das Eisen schmieden, solange es heiß ist.
3 - Morgenstund hat Gold im Mund.
4 - Rom ist nicht an einem Tag erbaut worden.
5 - Schönheit vergeht, Tugend besteht.
6 - Übung macht den Meister.
7 - verschiebe nicht auf Morgen, was du heute kannst besorgen.
8 - was du heute kannst besorgen, das verschiebe nicht auf Morgen.
9 - was Hänschen nicht lernt, lernt Hans nimmermehr.

ÜBUNG NR. 11 : Finde den Eindringling

1. Birke \ 2. Blume \ 3. Eiche \ 4. Farn \ 5.
Gras \ 6. Kaktus \ 7 Lilie \ 8. Rose 9. Tulpe

Der Eindringling : Kolibri

ÜBUNG NR. 12 : Finde 11 Unterschiede

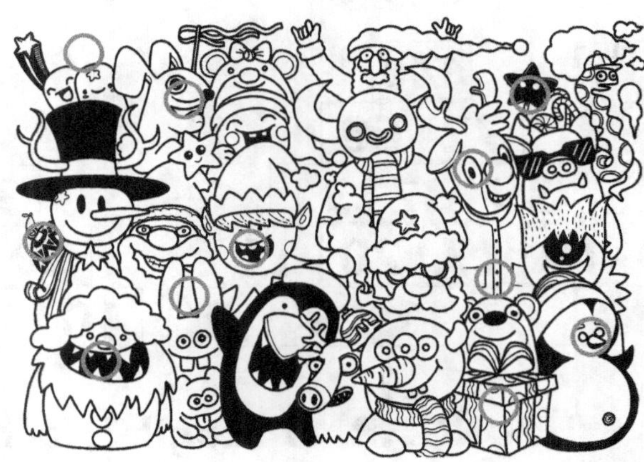

ÜBUNG NR. 13 : Kategorisieren

Sports : Fußball – Tennis – Basketball – Schwimmen – Leichtathletik – Volleyball – Golf – Handball
Pflanzen : Rose – Eiche – Tulpe – Sonnenblume – Kaktus
Tiere : Hund – Katze – Vogel – Elefant – Löwe – Fisch – Affe

ÜBUNG NR. 14 : Shikaku

①

8	8	2	4	4	2
8	8	2	4	4	2
8	8	2	3	3	3
8	8	2	3	3	3
2	2	2	6	6	6
2	2	2	6	6	6

②

6	6	6	4	4	3
6	6	6	4	4	3
3	3	3	2	2	3
2	2	2	2	2	2
4	4	2	4	4	2
4	4	2	4	4	2

③

4	4	4	4	6	2
4	4	4	4	6	2
6	6	8	8	6	4
6	6	8	8	6	4
6	6	8	8	6	4
2	2	8	8	6	4

④

6	6	6	6	2	6
6	6	6	6	2	6
6	6	6	6	3	6
2	2	4	4	3	6
4	4	4	4	3	6
4	4	3	3	3	6

ÜBUNG NR. 15 : Labyrinth

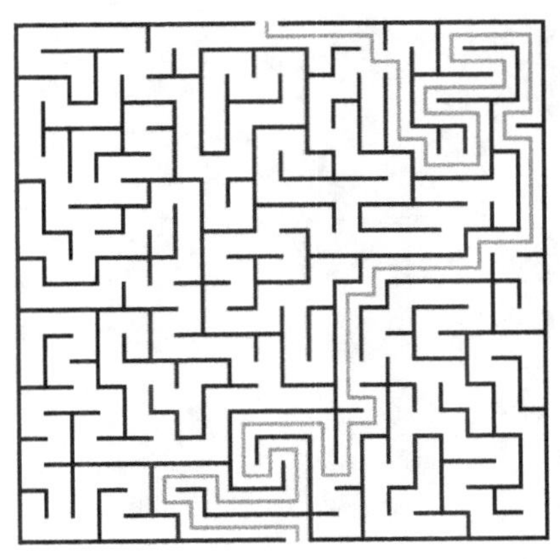

ÜBUNG NR. 16 : Additionspyramiden

N° 1

| 140 |
72	68
35	37	31
18	17	20	11
12	6	11	9	2

N° 2

| 128 |
61	67
33	28	39
20	13	15	24
10	10	3	12	12

N° 3

| 109 |
50	59
25	25	34
15	10	15	19
11	4	6	9	10

ÜBUNG NR. 17 : Logik / Nachdenken

A	D	B	E	C
B	E	C	A	D
C	A	D	B	E
D	B	E	C	A
E	C	A	D	B

ÜBUNG NR. 18 : Natürlich, hier sind 15 Wörter, die mit 'Th' beginnen

Theater, Thema, Thermometer, Theori, , Thor, Thriller, Thron, Thymian, Thunder, Theke, Theologie, Thrift, Thailändisch, Thronfolge, Thunfisch...

ÜBUNG NR. 23 : Durchzählen

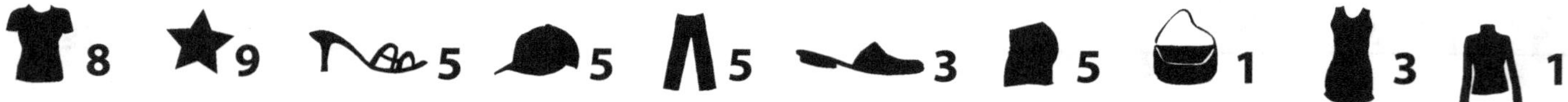

ÜBUNG NR. 24 : Kreuzworträtsel

	H		S		H		R	
M	Ü	H	E		A	D	E	L
	N	A	C	H	L	E	S	E
G	E	L		E	S	S	I	G
		A	H	L	E		D	A
I	S	L	A	M		G	U	T
	E	I	S		H	E	U	
O	K		P	L	A	S	M	A
	T	H	E	I	S	T		S
P	S	I		S	T	A	R	T
	C	E	N	T		D	I	E
E	H	R	E		L	E	E	R
	A	B	T	E	I		S	O
K	L	E	T	T	E	R	E	I
	E	I		A	B	E	N	D

ÜBUNG NR. 26 : Labyrinth

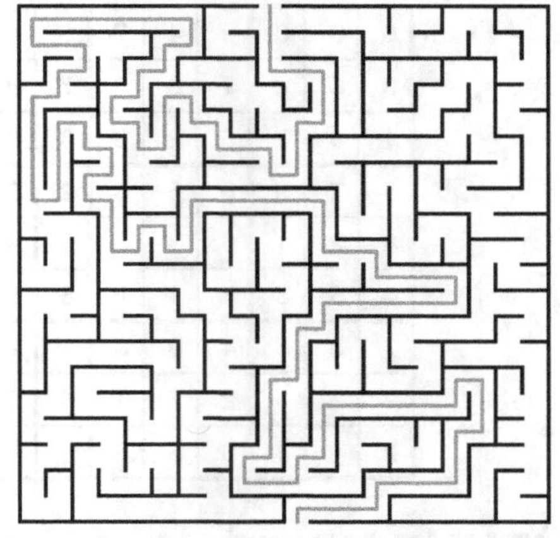

ÜBUNG NR. 27 : Wortsuche

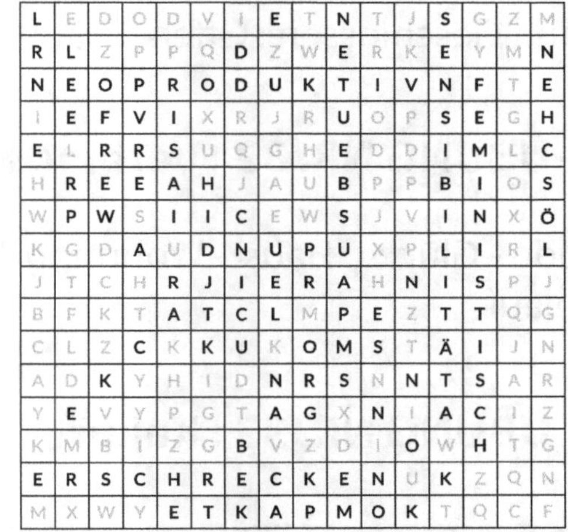

ÜBUNG NR. 28 : Anagramm

1. GLIEDER \ 2. HERZ \ 3. LUNGE \ 4. KLINIK \ 5. TABLETTE \ 6. DOKTOR \ 7. SCHMERZ \ 8. MAGEN \ 9. NASE \ 10. ARZT

ÜBUNG NR. 29 : Finde die Wörter wieder

3 Namen von Kernobstfrüchten : Apfel, Birne, Granatapfel...

3 Hauptstadtnamen in Afrika : Algier, Kairo, Pretoria...

3 Namen von US-Präsidenten : Thomas Jefferson, George Washington, Abraham Lincoln, Theodore Roosevelt, Herbert Clark Hoover, John Fitzgerald Kennedy...

3 Namen ausländischer Sportler : Monica Seles, Carl Lewis, Michael Jordan, Lance Amstrong, David Beckham...

ÜBUNG NR. 30 : Sudoku

A :

6	9	8	3	4	7	5	1	2
3	5	2	1	8	6	7	9	4
1	4	7	5	2	9	3	6	8
5	7	9	8	6	4	2	3	1
8	2	1	9	3	5	6	4	7
4	6	3	7	1	2	8	5	9
7	8	5	4	9	3	1	2	6
9	3	6	2	7	1	4	8	5
2	1	4	6	5	8	9	7	3

B :

8	2	5	4	1	3	6	7	9
9	7	1	2	5	6	3	4	8
3	6	4	9	7	8	1	2	5
5	1	8	3	9	2	4	6	7
2	9	3	7	6	4	8	5	1
7	4	6	1	8	5	9	3	2
4	8	7	6	2	9	5	1	3
6	5	2	8	3	1	7	9	4
1	3	9	5	4	7	2	8	6

ÜBUNG NR. 31 : Verbinde die Gegensätze

Ehrlich : Dishonest \ Groß : Klein \ Weich : Hart \ Mutig : Ängstlich \ Gut : Schlecht \ Dick : Dünn \ Geschlossen : Offen \ Häufig : Selten \ Jung : Alt \ Leicht : Schwer

ÜBUNG NR. 32 : Verbinde die Synonyme

Freude - Glück \ Haus - Wohnung \ Stadt - Metropole \ Schnell - Flott \ Gesund - Wohlauf

ÜBUNG NR. 33 : Kakuro

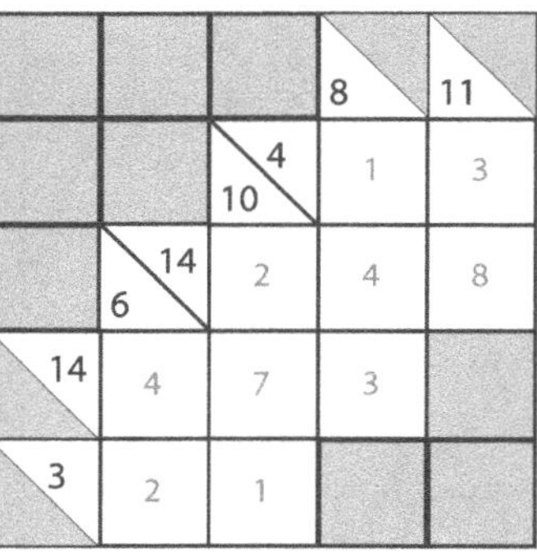

ÜBUNG NR. 34 : Additionspyramiden

N° 4

		136		
	68		68	
	33	35	33	
16	17	18	15	
10	6	11	7	8

N° 5

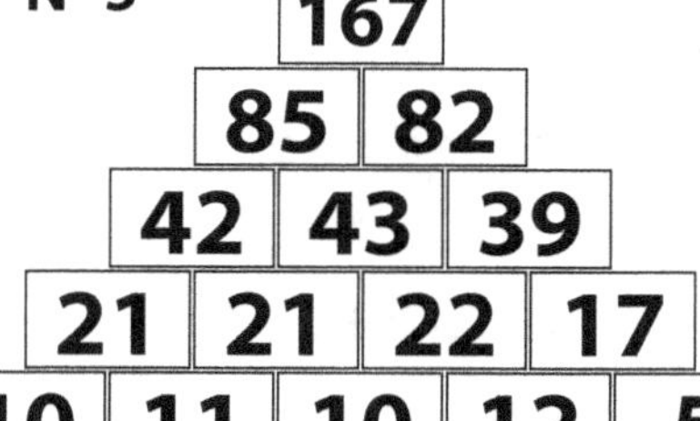

		167		
	85		82	
	42	43	39	
21	21	22	17	
10	11	10	12	5

N° 6

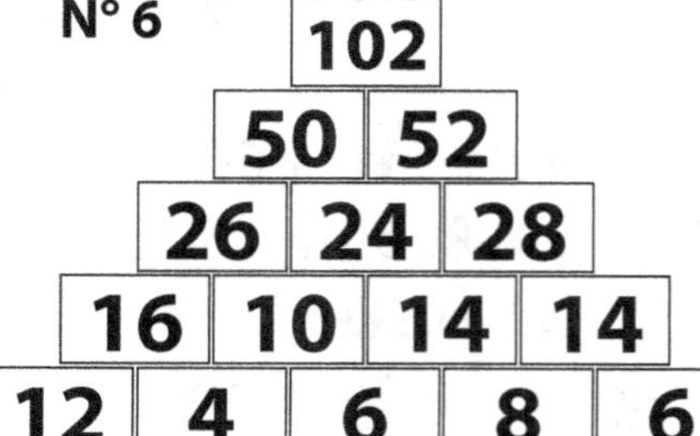

		102		
	50		52	
	26	24	28	
16	10	14	14	
12	4	6	8	6

ÜBUNG NR. 35 : Gleise verlegen

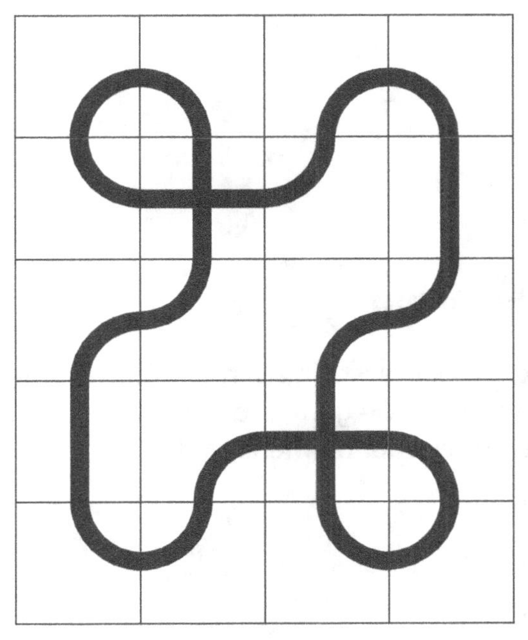

ÜBUNG NR. 36 : Shikaku

4	4	4	4	4	4
4	4	4	4	4	4
2	2	2	2	2	2
2	2	2	2	6	6
4	4	4	4	6	6
4	4	4	4	6	6

4	4	2	4	4	3
4	4	2	4	4	3
2	2	4	6	6	3
2	2	4	6	6	3
4	4	4	6	6	3
4	4	4	2	2	3

ÜBUNG NR. 38 : Rechenrätsel mit Symbolen

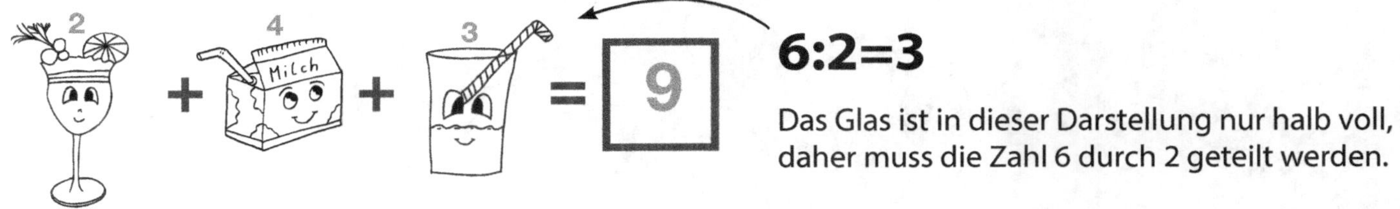

6:2=3

Das Glas ist in dieser Darstellung nur halb voll, daher muss die Zahl 6 durch 2 geteilt werden.

ÜBUNG NR. 39 : Finde 10 Unterschiede

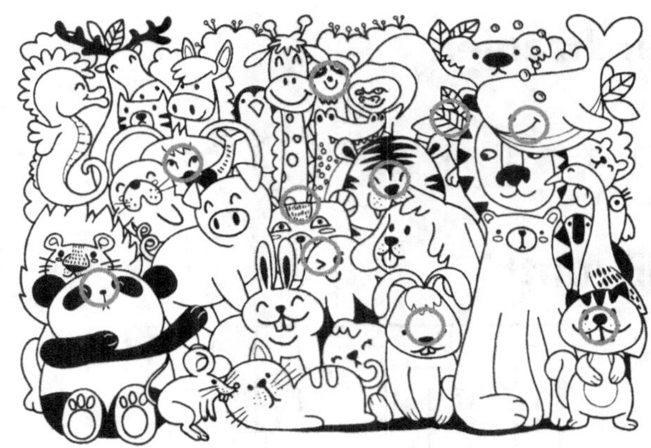

ÜBUNG NR. 40 : Wortspiele

Finde 4 Wörter, die mit DA beginnen : 1. Dach \ 2. Dame \ 3. Dank \ 4. Darm ...
Finde 4 Wörter, die den Buchstaben P : 1. enthalten : 1. Apfel \ 2. Laptop \ 3.Haupt \ 4. Topf
Finde 4 Wörter, die mit EN enden: 1. Garten \ 2. Fenster \ 3. Hausen \ 4. Streifen

ÜBUNG NR. 41 Gehirntraining

$1 + 2 - 3 + 4 - 5 + 6 = 7$

$5 + 7 - 5 + 2 - 7 + 1 = 3$

$3 + 1 - 4 + 1 - 2 + 5 = 4$

$6 + 1 - 2 + 3 - 4 + 2 = \underline{6}$

ÜBUNG NR. 42 : Der richtige Farbton

N° 2

ÜBUNG NR. 43 : Sätze durcheinander geworfen

1. Das ist mein Haus. - 2. Ich liebe Musik.\ 3. Wir gehen ins Kino.\ 4. Heute ist ein sonniger Tag.\ 5. Ich trinke gerne Kaffee.\ 6. Mein Lieblingsbuch ist «Der Herr der Ringe\ 7 . Wie geht es dir? \ 8. Wir essen heute Abend Pizza.\ 9. Ich habe einen neuen Job. \ 10. Das ist ein schöner Blumenstrauß.

ÜBUNG NR. 44 : In doppelter Ausführung

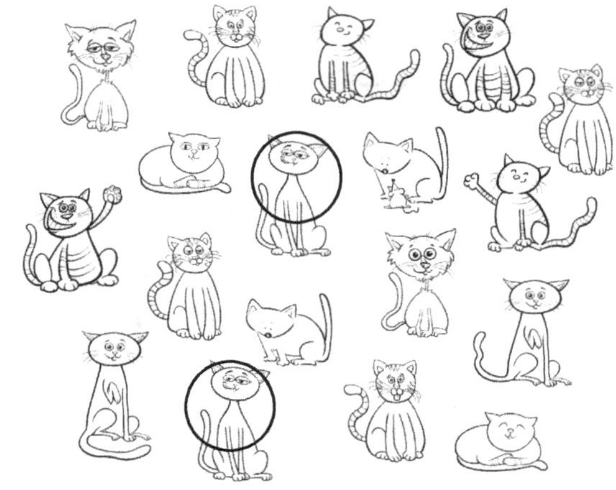

ÜBUNG NR. 45 : Durchzählen

 6 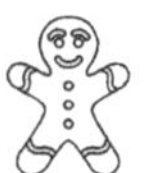 6 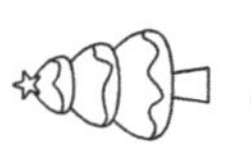 4 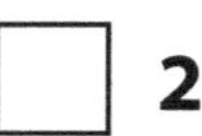 2 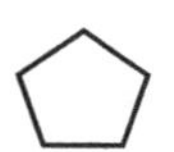 3 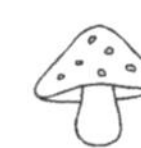 6  5 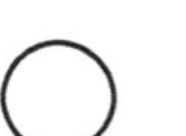 5

ÜBUNG NR. 46 : Labyrinth

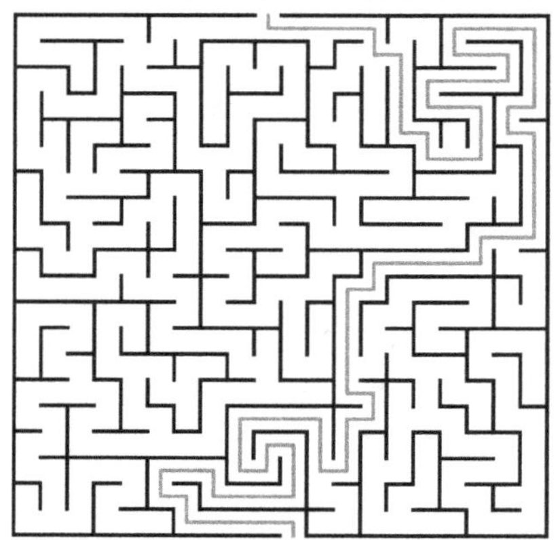

ÜBUNG NR. 47 : Verbinde die Gegensätze

Teuer : Günstig / Leicht : Schwer / Voll : Leer / Freundlich : Unfreundlich / Laut : Leise

ÜBUNG NR. 50 : Anagramm

Baum - Uamb \ Blume - Lmeub \ Gras - Rags\ Eiche - Eehci \ Rose - Ores \ Tulpe - Letup \ Farn - Nraf
Kaktus - Kutkas \ Birke - Ekrib \ Lilie - Lieli

ÜBUNG NR. 52 : Der richtige Farbton

3

ÜBUNG NR. 53 : Féminin - Masculin

Weiblich : die Blume, die Brücke, die Katze, die Lampe, die Sonne, die Tasse, die Tür, die Uhr.
Männlich : der Baum, der Berg, der Computer, der Fluss, der Hund, der Schlüssel, der Stuhl, der Tisch

ÜBUNG NR. 55 : Buchstabensalat

Ein Tier: Schlange , Haustier: Hase, Eisklumpen: Hagel , Süße Sache: Sahne , Körperteil: Hals oder
Nase , Metallstift: Nagel

ÜBUNG NR. 56 : Finde 10 Unterschiede

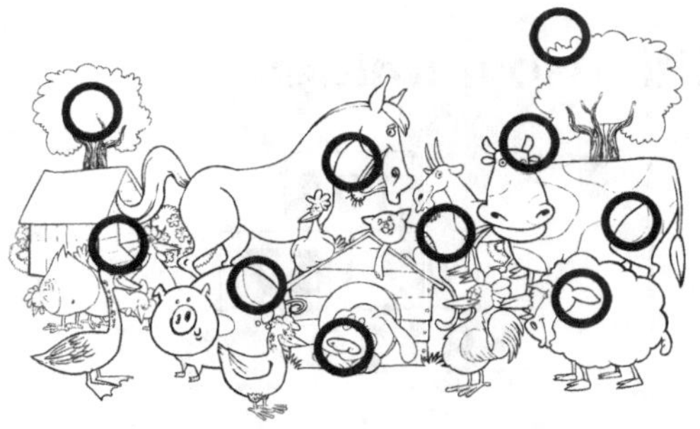

ÜBUNG NR. 59 : Logik / Nachdenken

13	7	1	25	19
21	20	14	8	2
9	3	22	16	15
17	11	10	4	23
5	24	18	12	5

ÜBUNG NR. 61 : Finden Sie die richtige Anzahl der Dreiecke

28

ÜBUNG NR. 62 : Beobachtung

Die Quadrate sind streng identisch

ÜBUNG NR. 63 : Wortsuche

G	C	A	K	X	Q	K	F	U	N	I	F	W	T	H	Z
X	N	I	M	Q	T	O	N	R	L	J	X	E	T	I	C
S	N	U	T	V	H	S	E	E	Q	W	J	Y	I	N	M
D	I	U	K	C	N	D	E	O	B	L	K	K	N	R	R
B	I	X	S	R	N	M	G	N	N	O	U	R	H	I	V
V	G	I	A	A	I	K	A	A	I	C	F	U	C	C	B
S	B	B	W	L	F	W	A	L	A	O	H	H	S	H	G
G	W	W	W	E	A	T	Z	R	E	E	R	I	R	T	N
X	R	C	G	T	X	G	M	B	F	N	M	G	A	U	U
L	U	R	Y	V	V	B	F	O	L	G	E	N	A	N	R
Y	A	I	S	M	K	N	I	G	I	N	Ö	K	H	G	H
S	O	I	R	A	N	E	Z	S	U	M	S	T	N	Q	E
J	A	A	B	F	L	U	S	S	S	N	D	N	H	C	B
L	A	T	N	E	N	I	T	N	O	K	C	W	N	A	T
C	H	A	R	I	S	M	A	T	I	S	C	H	J	U	N
I	H	K	D	H	O	G	I	Z	D	Z	T	K	X	R	E

ÜBUNG NR. 64 : Sudoku

E

4	6	7	2	8	1	5	3	9
9	8	3	7	5	4	6	1	2
1	5	2	9	6	3	8	4	7
3	4	6	8	1	9	2	7	5
2	9	8	5	4	7	1	6	3
7	1	5	6	3	2	4	9	8
8	7	4	1	9	5	3	2	6
6	3	9	4	2	8	7	5	1
5	2	1	3	7	6	9	8	4

F

5	2	9	6	7	3	8	4	1
6	4	7	5	1	8	3	9	2
3	1	8	4	9	2	7	5	6
7	5	6	2	4	9	1	3	8
4	3	1	7	8	6	9	2	5
8	9	2	1	3	5	6	7	4
2	7	5	9	6	1	4	8	3
9	6	3	8	5	4	2	1	7
1	8	4	3	2	7	5	6	9

ÜBUNG NR. 65 : Vokabular

1. Deutschland / 2. Dekoration / 3. Demokratie / 4. Delphin / 5. Denken / 6. Derivat / 7. Desinfektion / 8. Detail, 9. Deutschlandfunk / 10. Dezember / 11. Dextrose / 12. Dezibel / 13. Defekt / 14. Deklaration / 15. Design

ÜBUNG NR. 66 : Additionspyramiden

N° 4

		73		
	38		35	
	18	20	15	
	8	10	10	5
4	4	6	4	1

N° 5

		104		
	47		57	
	18	29	28	
	6	12	17	11
4	2	10	7	4

N° 6

		109		
	45		69	
	21	24	40	
	13	8	16	24
9	4	4	12	12

ÜBUNG NR. 67 : Rätsel und Ratespiele

01. 25 Finger\ **2.** Vor dem Spiel stehen Großvater, Vater und Sohn. \ **3.** Auf dem 3. Platz.
Der Läufer mit der Nummer 10 war auf dem 4. Platz und ist nun auf dem 3. Platz. Der 2. sowie der 1. Läufer liegen weiterhin noch vor ihm. \ **4.** Der Buchstabe L gehört nicht hierher. (Im exklusiven Buchstabenclub dürfen nur Buchstaben Mitglied werden, die eine Rundung oder einen Bogen besitzen.) \ **5.** 27 Früchte - Nach jeder Entnahme waren noch 2/3 der davor vorhandenen Früchte im Korb. Somit muss man den jeweiligen Rest mit 3/2 multiplizieren. 8 x 3/2 x 3/2 x 3/2 = 27 \ **6.** Auch Rom wurde nicht an einem Tag gebaut (Das Geheimnis liegt darin, dass man sich immer einen Buchstaben wegdenken muss!) \

7. Mr. Day landet um 05.46 Uhr in Hong Kong . 11.46 Uhr + 7 Stunden = 18.46 Ortszeit in Hong Kong + 11 Stunden Flug = 05.46 Uhr Landung in Hong Kong

ÜBUNG NR. 68 : Jeux de mots

1. ☒ richtig   2. ☒ richtig   3. ☒ richtig   4. ☒ falsch   5. ☒ richtig   6. ☒ falsch   7. ☒ falsch   8. ☒ richtig   9. ☒ richtig

10. ☒ richtig   11. ☒ falsch   12. ☒ richtig

ÜBUNG NR. 69 : Finde den Eindringling

1- Katze / 2- Tiger / 3- Bleistift / 4- Regen / 5- Flugzeuge / 6- Fernseher / 7- Batterie / 8- Kopfsalat / 9- Stift

ÜBUNG NR. 70 : Kreuzworträtsel

	A		O		S		R	
S	L	U	M		A		O	K
	S	P	I	E	L	U	H	R
M	O	D		T	U		S	I
		A	K	U	T		E	S
D	A	T	E	I		W	I	E
	M	E	T		B	A	D	
C	E		T	E	I	L	E	R
	R	I	E	G	E	L		E
E	I	S		G	R	O	S	S
	K	O		E		N	E	O
T	A	B	U		L	E	I	N
	N	A	N	D	U		D	A
V	E	R	G	E	S	S	E	N
	R	E		S	T	O	L	Z

ÜBUNG NR. 76 : Der richtige Farbton

1

ÜBUNG NR. 79 : Wortspiele

3 Schmucknamen: 1 - Halskette (Kette), 2 - Ring, 3 - Armband
3 Säugetiernamen: 1 - Elefant, 2 - Tiger, 3 - Giraffe
3 Küchenobjektnamen: 1 - Pfanne, 2 - Löffel, 3 - Teller
3 deutsche Künstlernamen: 1 - Beethoven, 2 - Goethe, 3 - Kandinsky

ÜBUNG NR. 71 : Rebus Rätsel

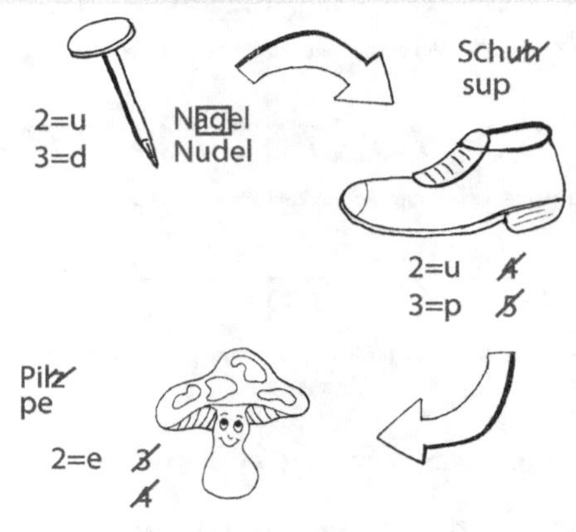

Nudelsuppe

ÜBUNG NR. 74 : Labyrinth

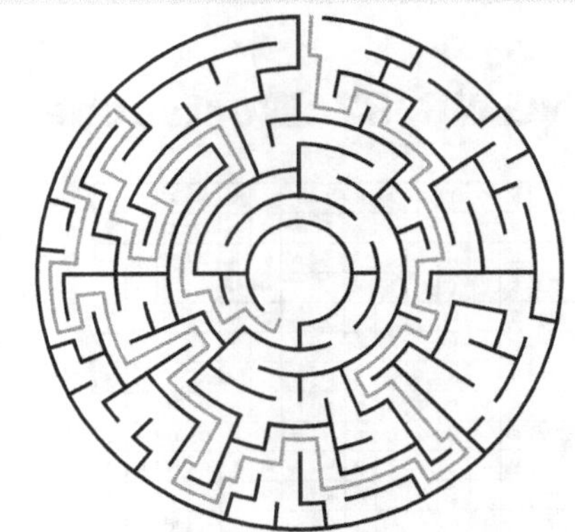

ÜBUNG NR. 78 : Zähle und Rechne

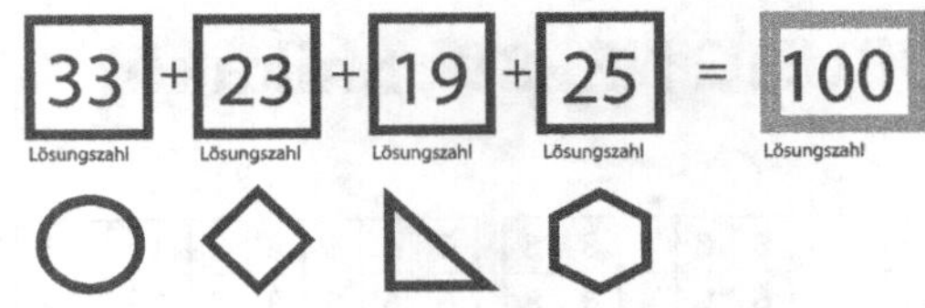

ÜBUNG NR. 80 : Vervollständigen Sie die Ausdrücke

1. Alles hat ein Ende, nur die Wurst hat zwei.\ 2. Die Katze aus dem Sack lassen.\ 3. Da steppt der Bär.\ 4. Du gehst mir auf den Keks.

ÜBUNG NR. 81 : Anagramm

1. Wal, 2. Delfin, 3. Hai, 4. Tintenfisch, 5. Krabbe, 6. Seestern, 7. Robbe, 8. Qualle, 9. Schildkröte, 10. Aal

ÜBUNG NR. 83 : Zahlenreihen

2 4 6 8 10 12 14 16 **18**

Bei dieser Zahlenreihe wird die nächste Zahl immer mit 2 addiert. (+2)

87 83 79 75 71 67 **63**

Bei dieser Zahlenreihe wird die nächste Zahl immer um 4 subtrahiert. (-4)

87 83 79 75 71 67 **63**

Bei dieser Zahlenreihe wird die nächste Zahl immer um 4 subtrahiert. (-4)

2 4 3 6 5 10 9 18 **17**

Nun musst Du die erste Zahl mit 2 multiplizieren und die zweite Zahl mit 1 addieren. (x2 -1 x2 -1 x2 -1 x2 -1)

33 34 36 39 43 48 **54**

Hier wird jede weitere Zahl mit einer höheren Zahl addiert. Beginnend mit der Zahl 1. (+1 +2 +3 +4 +5 +6 +7)

2 3 5 7 11 13 17 19 **23**

Diese Reihe von Zahlen besteht aus Primzahlen in aufsteigender Reihenfolge. Die nächste Primzahl nach der 19 ist die 23.

ÜBUNG NR. 84 : Finde 15 Unterschiede

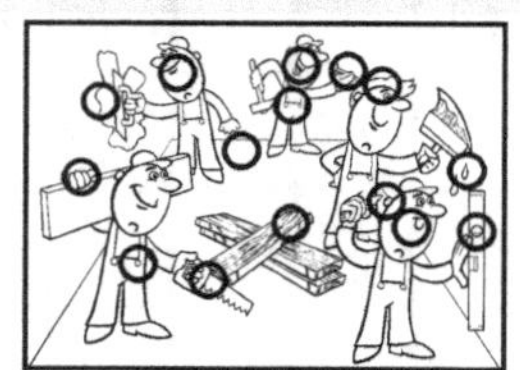

ÜBUNG NR. 86 : Das Wechselgeld zurückgeben

12	24	9	38	4	41	3	18	49	33	22	7
38	26	41	12	46	9	47	32	1	17	28	43

ÜBUNG NR. 87 : Wortsuche

S	K	N	O	I	T	A	K	I	F	I	T	N	E	D	I
B	I	R	M	E	Q	U	D	F	X	G	J	G	T	H	M
R	F	E	P	G	L	K	M	V	A	Z	R	E	O	I	Z
G	C	S	O	L	K	O	M	V	F	H	N	A	C	H	Y
I	M	S	D	O	C	K	P	M	N	D	R	Q	S	H	Y
T	T	E	F	F	Y	I	W	G	R	B	V	Z	E	E	V
A	H	B	K	N	D	Q	A	O	E	W	N	N	E	W	N
R	C	R	V	E	R	Z	E	R	R	U	N	G	N	U	X
R	A	E	T	H	Q	G	A	N	M	E	L	D	U	N	G
E	L	V	A	I	R	T	D	N	A	W	E	G	N	A	E
K	H	X	R	E	E	G	P	R	I	V	A	T	C	I	F
I	C	C	T	R	Y	M	K	U	W	M	I	S	R	O	F
O	S	N	O	P	T	D	Z	O	E	L	Y	E	A	X	H
F	U	S	H	B	S	A	W	O	F	J	L	R	F	N	R
M	V	F	V	M	O	G	R	M	H	A	Q	V	B	N	V
G	I	R	C	C	P	C	T	G	G	P	J	Z	P	E	I

ÜBUNG NR. 88 : Sudoku

G

9	4	1	7	8	3	6	5	2
5	7	8	2	9	6	1	4	3
3	6	2	1	5	4	7	8	9
8	5	7	4	6	2	9	3	1
6	3	9	8	7	1	4	2	5
2	1	4	9	3	5	8	6	7
4	8	5	3	1	7	2	9	6
7	9	3	6	2	8	5	1	4
1	2	6	5	4	9	3	7	8

H

4	5	1	7	8	3	2	6	9
7	8	2	9	6	4	1	5	3
9	6	3	5	2	1	4	7	8
3	7	9	6	1	2	8	4	5
6	2	4	8	5	9	3	1	7
5	1	8	3	4	7	6	9	2
1	9	6	2	7	8	5	3	4
2	4	7	1	3	5	9	8	6
8	3	5	4	9	6	7	2	1

ÜBUNG NR. 89 : Shikaku

⑧

4	4	6	6	6	4	8	8
4	4	6	6	6	4	8	8
2	2	3	3	3	4	8	8
2	2	3	3	3	4	8	8
4	4	4	8	8	2	2	4
4	4	4	8	8	4	4	4
4	4	4	8	8	4	4	4
4	4	4	8	8	2	2	4

⑨

6	6	6	8	8	4	8	8
6	6	6	8	8	4	8	8
3	3	3	8	8	4	8	8
3	3	3	8	8	4	8	8
2	2	2	2	2	3	3	3
2	2	2	3	3	3	2	2
4	4	2	2	2	4	4	2
4	4	2	2	2	4	4	2

⑩

4	4	2	4	4	3	6	6
4	4	2	4	4	3	6	6
4	4	3	3	3	3	6	6
4	4	6	6	6	3	3	3
2	2	6	6	6	3	3	3
2	2	4	4	4	4	2	2
4	4	4	4	4	4	4	4
4	4	4	4	4	4	4	4

⑪

8	8	4	4	2	4	4	2
8	8	4	4	2	4	4	2
8	8	8	8	4	4	4	4
8	8	8	8	6	6	6	2
2	2	8	8	6	6	6	2
2	2	8	8	2	6	6	6
4	4	4	4	2	6	6	6
4	4	4	4	2	2	2	2

ÜBUNG NR. 90 : Labyrinthe E

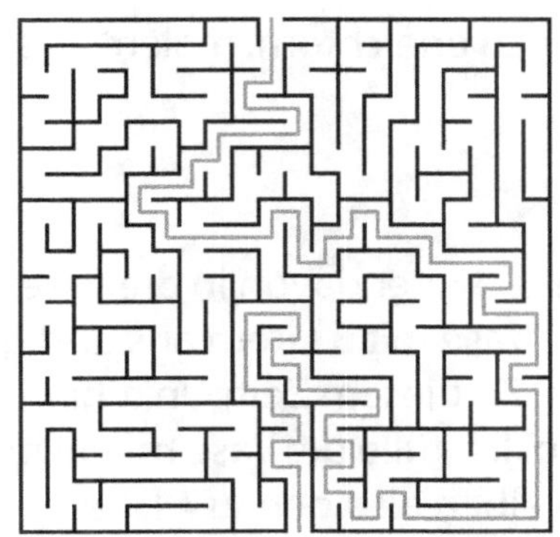

ÜBUNG NR. 91 : Additionspyramiden

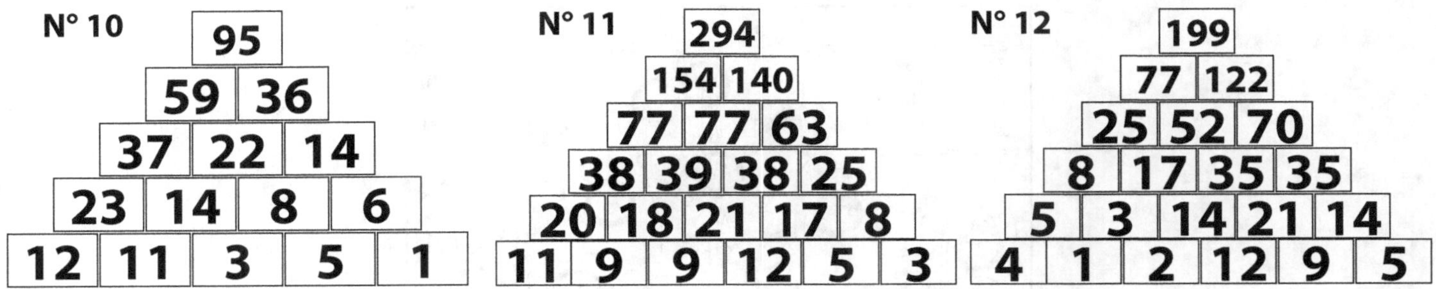

N° 10

		95		
	59		36	
	37	22	14	
23	14	8	6	
12	11	3	5	1

N° 11

			294			
		154		140		
	77	77		63		
	38	39	38	25		
20	18	21	17	8		
11	9	9	12	5	3	

N° 12

			199			
		77		122		
	25	52		70		
	8	17	35	35		
5	3	14	21	14		
4	1	2	12	9	5	

ÜBUNG NR. 92 : Kreuzworträtsel

	L		B		A		A
H	U	P	E		L	A	N	D
	P	R	O	S	T	A	T	A
L	E	E		K	A	L	I	F
		S	P	A	N		H	Ü
A	S	T	A	T		C	E	R
	T	O	P		M	A	L	
P	I		S	T	U	N	D	E
	M	A	T	U	R	A		H
Z	U	M		B	E	S	T	E
	L	Y	R	A		T	A	L
G	A	L	A		L	A	G	E
	T	A	U	B	E		A	U
K	O	S	M	O	N	A	U	T
	R	E		R	A	S	S	E

ÜBUNG NR. 93 : Die Ballons

Vorname	Alter	Farbe
PATRICK	8 JAHRE	ROT
STEVEN	9 JAHRE	BLAU
SARAH	7 JAHRE	GELB

ÜBUNG NR. 94 : Dominosteine

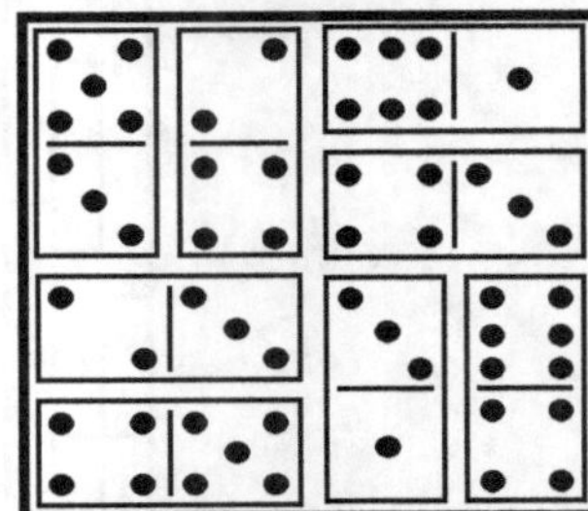

ÜBUNG NR. 95 : Berechne

(55/55) x 55 = 1 x 55 = 55

ÜBUNG NR. 96 : Beobachtung

Es gibt 14 Stück. Um das Zählen der Eier zu erleichtern, malen Sie sie an

ÜBUNG NR. 97 : Rätsel

Ich fülle zuerst die Vase mit 5 Litern, gieße 3 Liter davon in die Vase mit 3 Litern. Es bleiben dann 2 Liter in der Vase mit 5 Litern übrig. Ich gieße die Vase mit 3 Litern aus und gieße die 2 Liter, die noch in der Vase mit 5 Litern sind, in die Vase mit 3 Litern. Zu diesem Zeitpunkt haben wir also 2 Liter in der Vase mit 3 Litern und 0 Liter in der Vase mit 5 Litern. Ich fülle die Vase mit 5 Litern. Dann gieße ich einen Teil davon in die Vase mit 3 Litern, bis sie voll ist. Es bleiben also genau 4 Liter in der Vase mit 5 Litern...

ÜBUNG NR. 98 : Finde 15 Unterschiede

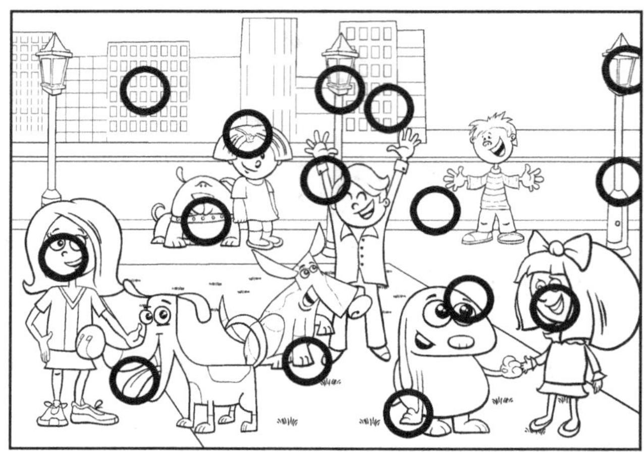

ÜBUNG NR. 99 : Labyrinth

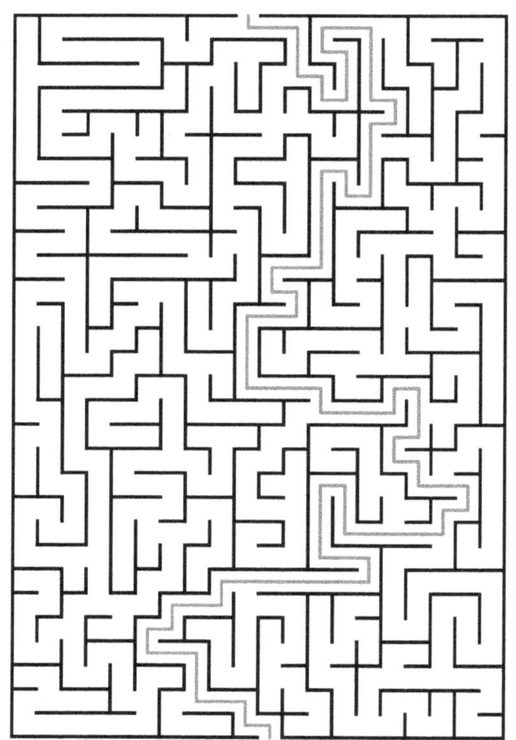